誰でもすぐ始められる
一日10分 筋肉のサビをとり、
細胞がイキイキ!

「ミラクルを呼ぶ 荒井式 中心気功法」

荒井義雄

評言社

本書を「すいせん」します。

荒井義雄さんと私

船井幸雄

本書の「あとがき」にも書かれていますが、荒井さんと私は親友と言っていいと思います。

彼はいま（二〇〇九年八月時点）七八才、私は七六才ですから、私より少し兄貴分の親友です。

ともかく、お元気です。

カラダも、実に柔らかい。

推薦のことば＊船井幸雄

それに文中にもありますが「気の達人」で「クンダリーニ体験者」です。文章を書くことが素人の荒井さんだけに、本書は、ポイントだけ、実に分かりやすく、しかも彼の実体験にもとづいて、ありのまま説明されています。

彼の行なっている気功教室を「荒井塾」といい、非常に好評なのですが、そこでの勉強法も、そのまま書かれています。

私も「気」のことは案外、知っています。その私から言いますと、本書は、実にムダがなく、「気」や「光」、そして健康について要点を見事にまとめています。

本書一冊を読むだけで、「気」や「光」と健康の関連がだれにでもわかると思います。

それに、この書中にも書かれていますが、荒井さんには、フシギな能力があります。たとえば筆跡を見るだけで、その字を書いた人のすべてを彼は知ることができるのです。これは見事なものです。その理由も彼なりに説明しています。なるほど……と思って読みました。私は中村天風(てんぷう)さんと肥田春充(ひだはるみち)さんが大好きです。お二人とも有名な「生き方の達人」でしたが、このお二人の健康のコツを、この本は、それなりにうまくまとめているな、と思って本書を読みました。肥田式強健術を学んだ荒井さんが、中村天風さんがヨーガのコツとして教え拡げた「クンバハカ」についても説明しているように思いました。

ともかく、ぜひご一読をおすすめします。

そして、健康な意義多い人生をお送りください。

以上、私の親友で「気の達人」の荒井義雄さんの書かれた本書のために、あえて一筆友人としての「推薦」のコトバといたします。

（二〇〇九年八月吉日　記）

●はじめに

「気の達人」になるための三つのポイント

私は東洋医学を学びながら、長年にわたって気の修練に取り組んできました。
おかげで七八歳になった現在でも、脳も内臓も超健康、周囲が驚くほどの元気な毎日を送っています。また、嬉しいことに、こうした私のことを慕って、私が開発した気の修練法を学ぶ方が増えています。

気というと何やら曖昧模糊としていて、とらえどころのないもののように思えるかもしれません。なかには一種の心理作用のように考え、気そのものは実際には存在しない、思いの産物であると考えている人もいるようです。

気は確かに目には見えませんが、「気がわかる人」にとっては、はっきり実体としてとらえられるものです。ですから、教える側が本当にわかってさえいれば、非常に合理的に、誰にでもわかるように伝えることができます。

それは機器の操作とまったく同じです。取扱説明書を読んで、そこに書かれてあるように操作すれば、誰でも使いこなせるでしょう。

機能が多い場合でも、一つ一つおぼえて、その通りに操作することさえできれば、それを活用することができます。

気の修練も、これとまったく同じことです。

決して難しいことではありません。ただ、私が伝えることを、そのまま素直に実行すればいいのです。

これは習い事すべてにおいて言えることかもしれませんが、**すぐに技術が修得できる人は、できる人の動きをそのまま実行しているのです。**

一〇〇％真似る、コピーすると言ってもいいかもしれません。我流、自己解釈をするほど上達は遅くなります。

この本では、以上の点をふまえ、気の達人になるための方法をいくつかのエッセンスに分けて、わかりやすく解説しています。

まず心がけてほしいのは、**「筋肉のサビとり」**です。現代人の大部分は体中の筋肉が硬くこわばり、血管が汚れ、六〇兆あるという細胞の一つ一つまでがサビだらけの状態にあります。

このサビをとり、全身の無用な緊張をほぐしていかないかぎり、気の修練そのものが成り立ちません。

「気なんてわからない」「感じられない」という人は、要するに体がサビついてしまっていると考えられるのです。荒井流の筋肉のサビとりエクササイズを実践していくことで、徐々に気が感じとれやすい体質に変わっていくでしょう。

次に心がけてほしいのは、**「体に芯を作る」**ということです。

筋肉のサビとりが進んでいくと、体が軽く、柔らかくなり、頭痛や肩こり、腰やヒザの痛みが軽減、以前より日常をラクに過ごせるようになります。

ただ、これだけではまだ気の世界を学んでいく、本当の意味での受け入れ態勢ができているとは言えません。

なぜなら、サビがとれるだけでは体の「芯」ができていないからです。

体の芯を作ること、私はこれを「中心道」と呼んでいますが、この芯＝中心がしっかりできてくることで、少々のことでは動じない気持ちの強さ、落ち着きが生まれ、肉体的にもどっしりと安定しはじめます。

そのために学んでほしいのは、**正しい「姿勢」と「呼吸」の方法**です。

この本では、芯を作るための姿勢と呼吸の方法をわかりやすく伝授していきます。コツをつかんで日常でぜひ応用していってください。

筋肉のサビをとり、体にしっかりとした芯を作る。
曖昧模糊とした感のある気の世界は、このホップとステップの段階を経ていくことで、少しずつハッキリ感じとれるようになってきます。

私はこの気が感知できる状態を、**「光が通る」**と表現しています。

肉体面の準備が整いさえすれば、誰もがこの光（気の本質）を感知でき、自分の夢や目標を叶えるために活用していけるでしょう。

気と呼ばれるエネルギーは、私たちの存在を活かし、成り立たせている生命の源と呼んでもいいものです。

私たちは肉体だけで生きているわけではありません。

この気の力＝生命エネルギーを体内に充満させられるようになることで、心身が壮健になり、本当の意味での健康体が確立できます。

また、気は私たちの体だけではなく、この世界全体に充満しているものです。この世界を成り立たせている究極の構成要素と言ってもいいかもしれません。

ですから、気が感じられるようになってくると、「この世界とのつながり」がまさに肌で感じられるようになっていきます。

その結果、次のような変化も体験できることでしょう。

●運が開け、自分の進む道がわかってくる

●新しい縁＝出会いが生まれ、信頼できる人間関係が構築できる

●健康面ばかりでなく、精神面・人格面の成長がうながされる

難しいことを考える必要はありません。力を抜いて、しっかりと意思を持って光の世界を歩んでいきましょう。

そこにはすばらしい世界があります。とても快適で、自信を持って悠々と自分の天寿をまっとうできる生き方が実現できるはずです。

そのエッセンスを本書でぜひ会得してください。

二〇〇九年九月

「荒井塾」代表　荒井義雄

目次

推薦のことば～ 荒井義雄さんと私　船井幸雄　2
はじめに～ 「気の達人」になるための三つのポイント　5

＊第一章＊ 「気」がわからないのはどうして？

●気がわかることで何が得られるの？　22
●気＝素粒子の振動数が高いと元気でいられる　24
●人は誰もが、気を感じながら生きている　28
●筋肉のサビを測るチェックリスト　30
●気がわからないのは筋肉がサビているから　33
●筋肉は鍛えるより、ゆるめることが大事　36

目　次

●上半身は空っぽ、下半身はどっしり安定しているのがいい　38
●気の世界に「勝ち組」「負け組」はない　41
●筋肉のサビは「脳の酸欠」を引き起こす　44
●浅い呼吸がイライラや不安の原因　46
●正しい姿勢が「深い呼吸」をつくりだす　49
●筋肉のサビが少なかった昔の日本人　51
●タダで手に入る究極の健康法　52

＊第二章＊

すぐできる　荒井式・筋肉サビとりストレッチ

●いま、体がどのくらい曲がりますか？　57
●元気な人は「死ぬ五分前」まで動いている　59

●体の硬い人に「一流」はいない！　61
●柔軟体操の基本は「筋肉に語りかける」こと　64
●力づくで曲げてもサビはとれない　67
●痛みやつらさを排除しないことが大事　69
●ゆっくり呼吸をしながら痛みを感じる　71
●希望のスイッチが入ると体が変化する　73
●自分と向き合う時間を作る　75
●すぐれた理論よりも柔らかな体　77
●正座やあぐらがきちんとできるように　79
●姿勢のゆがんだ人は、どこかで無理をしている　80
●肩の力を抜く「荒井式・両手ブラブラ体操」　82
●腕を振るのではなく腰を振ること　84

目次

●腰を起点にすると肩の力が自然に抜けていく 87
●「いかに頑張らないか」がポイント 89
●思考がクリアになり悩みがなくなる 90
●両手を振るだけで気の極意がわかる？ 92

＊第三章＊

細胞を元気にする荒井式・呼吸法

●ただ寝ているだけの呼吸法？ 96
●ポイントは「横隔膜」がしっかり動いているか 98
●体が硬い人は、横隔膜もサビている 99
●「横隔膜の硬さ」をチェックしよう 102
●荒井式・呼吸法はアンチエイジングにも最適！ 104

●「深い呼吸」は、腸も元気にする　106
●「丸めたバスタオル」で腰を反らす　109
●「腰の反り」が、呼吸力をアップさせる！　110
●大事なのは、腹と腰のバランス　113
●これまでの深呼吸では、たっぷり息を吸い込めない？　116
●「鉄人」が遺した鍛錬法の極意　119
●大量のセロトニンで、心身がリラックス！　121

＊第四章＊　体に「芯」をつくり、ブレない自分になる

●リラックスだけでは自由になれない　125
●しっかりした人には「芯」がある　126

目次

●体の姿勢は、「生き方の姿勢」が反映されている 128
●理想の姿勢で呼吸をしっかりコントロール 130
●腰が曲がるのは年のせいではない？ 132
●うつの治療に欠けている「姿勢を正す」という発想 134
●正しい姿勢の作り方とは？ 136
●長時間のデスクワークも苦にはならない 139
●腰がピタッと決まると、「不動心」が得られる 141
●下半身に「正三角形」をつくろう！ 142
●本当はラクな姿勢のはずなのに……？ 144
●姿勢が正しい人は、絶対にブレない 146
●どこにも痛みのない「ラクな体」を目指そう 147
●肩こりに効果的な「中心ストレッチ」 149

●集中力が身につく「肛門ひきしめ体操」 153
●「芯」ができると気が通り始める 157
●「知・情・意」のバランスが大事 158

＊第五章＊ 「光」を入れる気の達人のテクニック

●自分が生きていることの意味を知るには 162
●本当に安定した状態とはどんなもの？ 163
●「自分探し」の答えが見つからないのはなぜ？ 166
●目をつむっただけで様々な光や色が見えるように 168
●衝撃的だった夏の夜の「クンダリーニ体験」 170
●相手の健康状態、精神状態が瞬時にわかるように 173

目次

●すべての人に備わっている「本質を知る力」 176
●「第三の目」を開く瞑想法・グラウンディングとは？ 178
●天と地が一つにつながった感覚を得る！ 183
●どの人の心にも地獄があり、悟りの世界がある 185
●生命を最大限に輝かせる方法を共有しよう！ 189
あとがき～八〇歳を前にした人生の大転換 192

＊第一章＊

「気」がわからないのはどうして？

●気がわかることで何が得られるの？

まずかんたんなテストから始めてみましょう。

正座やあぐらでも、イスに座った状態でもどちらでも構いません。鼻から息を吸って鼻から吐く腹式呼吸でゆっくりリラックスし、しばらくしてから手と手の間を一五センチくらい開けた状態で合わせてみてください。

ふわっと暖かいような、ビリビリしたような感触がありませんか？　もしまわりに人がいたら上下に手を重ねて試してみるのもいいでしょう。

このビリビリした感覚がすぐわかる人と、なかなかわからない人がいます。また、その日の体調によっても、このビリビリがすぐわかる時とそうでない時があります。

じつはそのビリビリの正体が「気」なのです。

これだけの説明ではいろいろな疑問が湧いてきたかもしれませんが、気とはまずそういうものだとインプットしてください。

もちろん、こうしたビリビリした気の感覚がわかったとして、それがいったい何なのか？　何のためになるのか？　疑問に思った人もいるでしょう。

詳しくはこれからお話していきますが、じつはこの気の感覚がわかるかどうかが、その人の健康・美容・生き方にも深く関わってくるのです。

気がわかるということが、その人の健康や生き方にも関わってくる？　……なぜそのように言うことができるのでしょう？

言い換えるならば、気と呼ばれるものが、なぜそこまで重要なのか？　まずイメージしてほしいのは、この世界が気と呼ばれるエネルギーに満ちているということです。

目に見えるものを成り立たせている、その根本にある微細な粒子のようなものが、気であるととらえてもいいかもしれません。

当然、私たちの体もこの微細なエネルギーによって成り立っています。最新の科学では、この微細な粒子のことを素粒子などと呼び、いま、その物質の根源について解明する研究が進められているといいます。

●気＝素粒子の振動数が高いと元気でいられる

ここでは、この素粒子を気であると仮定して話を進めていきましょう。

ご存知のように、私たちの体は約六〇兆もの細胞によって構成されていますが、その細胞は原子という基本単位で成り立っています。

その原子も陽子、中性子といったさらに極小の物質から構成されており、最新の科学（量子物理学）では、その陽子や中性子を構成している究極の物質として、さまざまな素粒子が発見され、注目を集めているようです。

この肉眼では決してとらえることのできない素粒子は、一般的には振動していると考えられています。そして、振動のしかたによって、エネルギーの質がたえず変化するとも言われています。


わかりやすく言えば、この振動数が低いと「粒」の状態になり、高いと「波」の状態になる。そして、粒の状態になるほど粗くなり、振動数は低い状態になります。逆に波になるほど細やかに精妙になり、振動数は高い状態になります。

これは水と蒸気、氷の関係と同じようなものだととらえてもいいでしょう。状況によって同じ物質がさまざまに形を変えるのです。

私たちの体やこの世界を構成している究極の部分では、振動数が日々刻々変化しています。それは私たちの日々の体調によっても変化します。振動数によって体調が変化すると言い換えてもいいかもしれません。

振動数が低い状態というのが、いわゆる病気や体調不良の状態であり、細胞の働きが低下していることになります。

これに対して、振動数が高い状態は、心身ともに健康であり、細胞の働きもきわめて活発であることが考えられます。

これは大まかな健康状態だけを表わすものではありません。

振動数の変化をとらえられる人間が調べていくと、その人によって体のあちこちに振動数の低い場所があり、そこに病気の原因があることが確認できるからです。

私の場合、相手の体に触れることなく、指先でそっとたどっていくだけで相手の健康状態がわかってしまいます。

あるいは、遠隔地にいる人の場合、紙に書いたその人の名前を指でたどるだけで、同じように健康状態がわかります。

初対面の人に対して事前調査せず、いきなりチェックしていくやり方なので、私の想像で言っているわけでないことは、その場にいる人なら誰もがわかります。

しかも、こんな奇妙な「検査方法」でその人だけしかわからない持病や過去の病歴なども当ててしまい、しかも、その痛みやつらさをその場で取り除いてしまうこともできるので、多くの人がびっくりされます。

●人は誰もが、気を感じながら生きている

このような話をすると不思議に思う人も多いと思いますが、程度の差はあれ、こうした振動数のチェックは、じつは誰もが無意識にやっていることです。

たとえば、「場の雰囲気」や「気配り」と呼ばれる言葉があるでしょう。

それぞれ「気」という言葉が使われていますが、私たちはこの気を感じながら日常生活を送り、人と関わりあって生きています。

この、気がわからない人というのは、要するに細やかな振動数がキャッチできないわけです。これでは人間関係がうまくいかず、病気にもなりやすいでしょう。

長い人生を歩み、さまざまな経験を積んでいくことで、人はこの気の感覚を身につけていきます。これが「気配り」のできる状態です。

「気配り」とは「気を配る」ことですが、気がわかる人というのはその場の気を感じ、たがいの気を交換しあいながら人生を営んでいるのです。これがわからない人が、最近でいう「空気が読めない」という状態なのでしょう。

では、どうして気を感じることができなくなってしまうのでしょうか。

それは、ひとことで言えば、体の振動数が低下し、気がキャッチできない状態になってしまっているからです。

この状態というのは、「筋肉のサビ」となってあらわれています。

筋肉のサビ、体のサビ、あるいは細胞レベルを含めて、サビて老化した状態というのは、感受性が鈍くなってしまっている状態です。

私たちの体は、本来、外界の情報をキャッチする非常に優れた受信機であるのです。この機器がサビついてしまい、調子が悪くなってしまっては情報が何もキャッチできない、つまり、細やかな気配りなどできるはずはありませんね？
まずは、今の自分の体がどれくらいサビてしまっているのか？　次のチェックリストで確認してみてください。

●筋肉のサビを測るチェックリスト

【体の痛み・体調不良】

1・肩こりや腰痛、頭痛・生理痛などにいつも悩まされている
2・運動をしたわけでもないのに、体の節々が痛い
3・街中を歩いているとすぐに疲れてしまう。また、すぐ座りたくなる
4・胃腸が弱く、便秘や下痢になることが多い
5・肥満傾向にあり、おなか周りの脂肪が目立っている

6・手足のむくみがなかなかとれない
7・すぐにカゼをひきやすく、なかなか回復しない
8・朝起きると体が重く、ちゃんと眠っても疲れがとれない
9・吹き出物、肌荒れ、アトピーなどが出やすい
10・尿もれ、尿失禁、前立腺肥大など、泌尿器系のトラブルがある
11・精力が減退し、異性に対して興味がわかない
12・医者から処方された薬がなかなか手放せない

【体の硬さ】

1・体が硬く、柔軟体操が得意ではない
2・立ったり座ったりする際、関節がポキポキ鳴る
3・長時間のあぐらや正座が苦手だ

4・うつ伏せに寝た状態で、両足を揃えるとそれぞれの長さが違っている
5・猫背で、姿勢が悪いと言われている

【心の状態（メンタル）】

1・いつもイライラしていて、人と口論することが多い
2・心配性で、いつも余計なことばかり考えてしまう
3・ヤル気がおきず、仕事のエンジンがかかりにくい
4・疲れるとつい甘いものに依存してしまう
5・人前で話すとドキドキして、うまく会話ができない
6・まわりの人からよく「ＫＹ（空気が読めない）」と言われる
7・コミュニケーションが苦手で、人と話すと疲れる
8・抗うつ剤や睡眠薬などを飲んでいる

9・鏡に映った顔がいつもしかめ面で、笑顔が少ない
10・ふだんはとても元気なのに、時々ふっと気持ちが沈んでしまう

●気がわからないのは筋肉がサビているから

いかがでしょうか？　それぞれの項目に心あたりが多い人ほど、心と体のサビが進み、感受性が鈍くなってしまっている状態だと考えられます。

これでは振動数の高い、細やかな気のエネルギーを感じとるのは難しいでしょう。肉体的にも、何らかの不調箇所、病気を抱えてしまっているはずです。

体の内部の疾患については自覚しにくい面がありますが、目に見える肉体に関してはある程度ハッキリと確認ができます。

それが、先のチェックリストの中にある「体の硬さ」という項目です。

簡単にいえば、振動数が低い状態は体がとても硬いのです。これをわかりやすく表現したのが、「筋肉がサビている」ということなのだと理解してください。

また、精神面に関しては、頭が硬い、固定観念にとらわれている、心に余裕がないといった状態にも反映されます。

人の心と体は一つにつながっています。ですから、筋肉のサビをとることは、こうした心のサビをとることにもつながります。「筋肉のサビとり」が疲れた心と体をケアするうえでいかに大事であるかがわかるでしょう。

いきなり気功を習っても、なかなかわからない、上達ができないというのは、こうしたサビがあるからなのです。

筋肉がサビてしまい、心と体が不自由な状態である限り、気はキャッチできません。頭が固定観念でサビついてしまっていても、やはりキャッチできません。その思考の中でいくら気を理解しようとしても原理的に無理なのです。

あるいは、こうした気という難しい概念を抜きにしたとしても、心身のサビが自分自身の健康を妨げているもとになっていることはわかるでしょう。

まずは、こうした状態から抜け出すことを考えていきましょう。

理想と呼べるのは赤ちゃんの体です。生まれたばかりの赤ちゃんの肌を触ると、とても柔らかく、みずみずしい状態であることが感じられると思います。

体の細胞は年齢とともに老化していきますが、気のエネルギーを上手に充実させていくことで、この柔らかさを保つことができます。

年齢を重ねてもいつも若々しい人と、かつての元気はどこへやら、病気を抱えすっかり変わり果ててしまった人もいます。

どこで差が出てしまったのか？　この違いをよく理解してほしいのです。

●筋肉は鍛えるより、ゆるめることが大事

筋肉のサビとりが心身の健康につながっているという発想は、これまであまり重視されてこなかったと私は思っています。

なぜなら、「筋肉は鍛えるものである」という発想が一般にはあるからです。特にスポーツの現場では、そのように指導されてきたことが多かったでしょう。

たとえば、フィットネスなどで筋肉を鍛える場面を思い出してください。

筋肉を鍛えることでたくましい肉体が手に入れられたとしても、それが健康や長寿とつながっているとは限りません。健康そのもののイメージがあるスポーツマンが短命に終わってしまうケースも、しばしば見受けられます。

じつは筋肉を鍛えている人の中には、体が硬い人がとても多いのです。

長年スポーツをやっているにもかかわらず、基礎中の基礎ともいえる柔軟体操がろくにできない、体が硬いのは体質だからと諦めてしまって、本当の意味での体のケアができていない。こうした人が少なくないようです。

これでは、実際にスポーツをする場合でも、自分の能力を最大限に生かし、優れたパフォーマンスを発揮できないでしょう。

鍛えることで見てくれはよくなるかもしれませんが、力ずくで相手を倒したり攻撃したりするムリの多い、疲れてしまう動きばかりになってしまうでしょう。

筋肉のサビをとって、ゆるめるということは、フィットネスなどで鍛える筋肉（屈筋）とは別の、伸筋と呼ばれる筋肉を活用することにつながります。

私たちの筋肉は、鍛えることによって強化できる屈筋と、ゆるめて伸ばすことで強化できる伸筋とに大きく分けることができます。

どちらも体に必要な筋肉ですが、ゆるやかに伸びやかに、自由自在に活動するためには、伸筋を活用することがとても重要なのです。

そして、この伸筋を鍛えるために重要なのが呼吸です。つまり、いい呼吸を取り入れない限り、本当の意味での筋肉トレーニングはできないのです。

気の鍛錬を積むことということは、呼吸によって酸素を取り入れ、筋肉のサビをとり、こり固まった体の可動域を広げることを意味しています。

その呼吸の初歩となるのが、いわゆる腹式呼吸と呼ばれるものです。

腹式呼吸の極意は体の中心にある「ハラ（丹田）」に意識を置く、力を入れることにあり、それが深い呼吸、ゆったりした呼吸を生み出す基礎になります。

●上半身は空っぽ、下半身はどっしり安定しているのがいい

この点については後の章で詳しくお話ししていきますが、現代人はこの腹式呼吸が日常できずに、胸ばかりで呼吸をしている傾向にあります。

腹式呼吸ができないと上体ばかりに力が集まってしまい、下半身が不安定になります。しっかりと腹式呼吸をし、酸素を体じゅうの筋肉（細胞）に送り込むことによって体は安定し、ゆるんだ状態になることができます。

この状態を「上虚下実（じょうきょかじつ）」と呼びます。上半身が空っぽで脱力が十分にできていて、下半身がどっしり安定している。これが心身が最も安定した状態であり、気の世界で重視されている、姿勢の基礎となるものです。

武道・武術の世界では、この上虚下実の極意を取り入れることで、相手を倒し、自らを守る、いわゆる「柔よく剛を制す」が可能になります。これは気功の世界では「外気功」と呼ばれ、数千年以上にわたる歴史があります。

たとえば、古い年代の方ならばよくご存知だと思いますが、日本のプロレスを創始した力道山というレスラーは、空手チョップを得意技にしていました。

この空手チョップで自分よりも体の大きいアメリカのレスラーを次々となぎ倒していき、国民の拍手喝さいを集めたわけですが、彼はこの空手チョップを、中国のある武術の老師から教わったと言われています。

真偽のほどはわかりませんが、じつは力道山の空手チョップとよく似た動きが中国武術の一つ、「二十四式太極拳」の動作のなかにあるのです。

簡単に言えば、手刀を下ろす時、普通の人ならば相手を倒そうと思いっきり力を入れるでしょう。しかし、それでは「柔よく剛を制す」とはいきません。自分より体の大きな人には力では負けてしまいます。

それが太極拳の基本動作を用いると、まったく力を入れる必要がなく、相手の頸部に手刀を落とすことができます。

いわば、とても優れた省エネの戦法であり、大男を相手に戦っても必要以上に体力を消耗することがありません。

体の大きな外人レスラーを空手チョップ一発で倒したというのは、あながちただのショーとは言えない面もあるのです。

●気の世界に「勝ち組」「負け組」はない

ただし、こうした外気功を追求している限り、相手を倒したい、打ち負かしたいという我欲がどうしても生じてしまう面があります。

勝負事なのだから当然だと思われるかもしれませんが、これは仏教でいう修羅（しゅら）の意識状態であり（詳しくは186ページ参照）、心に平安がもたらされることはありません。奥義を極めようとしても、悟りを得るところまでは到達は難しいのです。

ここに武道・武術の一つの限界があると言うこともできるかもしれません。

もちろん、スポーツの世界も同様です。その素晴らしいパフォーマンスに私たちは感動をおぼえることがありますが、競技をしている当人はたえず葛藤し、戦い続けるしかありません。これは決して安定した状態とは言えないでしょう。

見ている側にしても一喜一憂し、それはそれで楽しく、没頭できる面もあると思いますが、やはり安定した状態とは言えません。

日本の社会そのものが競争社会であり、経済的に停滞したといわれる現在でも、「勝ち組」「負け組」などといった言葉が飛び交っています。

勝ち組にさえなることができれば、本当に豊かな人生が送れるのでしょうか？

そうだとはとても思えない、勝ち負けと幸福は別のところにある。……そう感じる人がいま徐々に増えてきている。私にはそのように感じられます。

その意味でも、競争心を助長させ、心の中の修羅の状態を日常化させてしまう外気功、武術気功をあまりおすすめはできません。

それよりも、この世界の勝負事からいったん離れ、心身に気を充実させ、安定させるための鍛錬に取り組んでみたらどうでしょうか？

それが、私が主宰している荒井塾で指導している内気功です。これならば老若男女問わず、悟りを目指す道を歩んでいくことができます。

悟りというと自分とは無縁の高尚な意識状態のように思っている人もいるでしょうが、そんなことはありません。

簡単に言ってしまえば、それは心身がリラックスした、きわめて安定した状態を指しています。

心身の状態ですから自分が感じていることが主体であり、外側の価値観に振り回されることはなくなっていきます。自分の内面に評価の基準がしっかりできることで、競争社会の中に身を置いていてもつねに悠々としていられます。

もちろん、心身の健康を養うことができるため、悟り云々を抜きにしても、元気な毎日を過ごすことができるでしょう。この本の私のアドバイスを参考にしながら、そうした生き方を実践してもらいたいと思うのです。

●筋肉のサビは「脳の酸欠」を引き起こす

話がやや横道に逸れてしまいましたが、こうした心身を安定させる内気功を実践していくために欠かせないのが、筋肉のサビとりなのです。

では、この筋肉のサビの原因になるものはそもそも何なのでしょうか？

先ほど私は、気の鍛錬では呼吸が重要なカギを握っているとお話ししましたが、この呼吸が浅いと酸素を全身に供給することができません。

私たちの細胞は、呼吸によって酸素を取り入れることでエネルギーを作り出し、元気に活動することができます。呼吸が浅いということは、いわば細胞の酸欠状態であり、当然のことながら細胞の働きも停滞してしまいます。

また、酸素を運ぶ血液の流れも悪くなります。代謝が悪くなり、偏った食生活を送っていれば、血液自体もドロドロになってしまうでしょう。

こうした状態が筋肉の硬さ、コリ、冷えなどとなってあらわれるのです。これらを総称して筋肉のサビと呼んでいると考えてください。

体が硬いということは、決して生まれつきではないのです。

一つは手入れがしっかりできていないことが原因ですが、これに加えて日常的な酸素不足＝浅い呼吸も大きく関与しているのです。

また、酸素は血液によって脳にも運ばれていますが、呼吸が十分にできない状態では、脳も酸欠状態に陥ってしまいます。

脳の指令も遅くなり、私たちの活動は低下します。つまり、鈍くなってしまいます。

脳のストレスによって自律神経が乱れてしまうため、高血圧や高血糖などが引き起こされやすくなってしまうのです。

もちろん、こうした脳の酸欠が慢性化すれば、いわゆるボケ（認知症）や、脳梗塞などの原因になることも考えられます。

たかが呼吸と思っている人もいるかもしれませんが、しっかり酸素補給ができていない状態は、めぐりめぐって万病を引き起こす要因になるわけです。

●浅い呼吸がイライラや不安の原因

ではなぜ、呼吸の浅い人が増えてしまっているのでしょうか？　その原因として
まず挙げられるものは、やはりストレスでしょう。
たとえば、イライラしたり不安になっていたりする時、呼吸がハアハアと浅くな
ることはご存知の人も多いでしょう。
ストレス過多の状態が続くと、自律神経のうち、活動の際に優位になる交感神経
が緊張してしまい、呼吸はどうしても浅くなってしまうのです。
ほんらい呼吸は、同じ自律神経でも、リラックスした状態の時に優位になる副交
感神経の働きと密接につながっています。
副交感神経は内臓の働きとも深く関わっているため、しっかり深い呼吸ができた
状態というのは、内蔵機能が活性化した状態でもあるのです。
内臓が活性化した状態は、言い換えるならば、おなかの状態が安定し、心身がリ

ラックスしていることを意味します。

これが「深い呼吸」をうながす腹式呼吸によって得られるのです。

それだけではありません。こうしたリラックス状態にある時、神経伝達物質の一つであるセロトニンが分泌されやすくなるといわれます。

深い呼吸をすることが精神安定や、ある種の自然な快感につながるのは、このセロトニン効果と考えてもいいでしょう。

現代人は、忙しい日常に追われることで、生命を維持する基礎となる呼吸をずっとおろそかにしてきました。

その結果として全身が酸欠状態に陥り、それが筋肉をサビつかせ、気をキャッチできる感受性を衰えさせてしまった。

社会から活力が失われ、日本人の生命力が著しく低下してしまった背景には、呼吸とストレスの関係が横たわっているといえるのです。

●正しい姿勢が「深い呼吸」をつくりだす

もちろん、現代社会を取り巻くストレスが浅い呼吸＝酸欠の原因になっているとしても、ストレスそのものはどの時代にもあるものでしょう。

その意味では、少々ストレスが過剰であったとしても、これを悪者扱いはできません。

むしろ問題となるのは、現代人が些細なストレスに耐えられないような状態になってしまっていることでしょう。

その原因はいったいどこにあるのか？　私は、呼吸と並んで重視している姿勢の問題が、ここに深く関わりあっていると考えています。

言ってみれば、姿勢が悪くなることで呼吸が浅くなり、呼吸が浅くなることで全身が酸欠状態に陥り、気のエネルギーを感じ取れない、筋肉がサビついた硬い状態になってしまった、このようにとらえることができるのです。

姿勢が悪くなった原因については、おそらく戦後六〇年の間に生活習慣が欧米化し、イスや洋服の文化が中心になったことが関係しているでしょう。

もともと伝統的に身につけてきた「和の感覚」を喪失してしまったことが、まず悪い姿勢となってあらわれているのです。

難しいことを言っているわけではありません。私たちの祖先は、正座やあぐらで日常を過ごし、和式のトイレに象徴されるようにどっしりと腰を下ろすことが、誰に習わなくとも当たり前にできていました。

現代人のように、ほんの数分正座をするだけで足がしびれてしまうようでは、日常生活そのものが営めません。

単純な話、どちらの体が柔らかかったと思いますか?

●筋肉のサビが少なかった昔の日本人

もちろん、和服を身につけている状態は、背筋がスッと伸びた姿勢の正しさがまず求められます。猫背であったり、体がねじれていたりすると着物がはだけてしまい、それだけでだらしがないと思われてしまいます。

いまでいうおしゃれをしようと思ったら、身のこなしから整えていくほかなかったのです。ここで大きな差ができることがわかるでしょう。

こうした伝統に裏打ちされた和の文化を古臭いものとしてしりぞけ、過去の歴史とは異質の欧米文化を全面的に受容してきたのが、明治維新以降の日本の姿です。

特に戦後の六〇年は、この傾向に拍車がかかりました。

それを良かった悪かったと言っているわけではなく、大事なのはこうした私たちの現実をしっかりと認識することです。

筋肉のサビとり——深い呼吸——正しい姿勢

以上のように見ていくと、こうした図式が浮かび上がってくることがわかるはずです。すなわち、筋肉のサビとりに最も重要なのは呼吸であり、姿勢であるということ。これらの総和が心身の安定と健康をもたらす元になるわけです。

●タダで手に入る究極の健康法

私たちは、普段意識せずに呼吸をし、タダで空気をいただいて生きています。呼吸ができなければ生きていくことができないにもかかわらず、その重要性を忘れてしまっていませんか?

呼吸がきちんとできないということは、きちんと生きられていないということです。その意味をここでもう一度とらえ直し、正しい呼吸のしかたを学ぶ必要があるのです。

もちろん、呼吸を十分に行うためには、しっかりとした姿勢を作る必要もあります。卵が先かニワトリが先か……いずれにせよこれができなければ、筋肉のサビはなくならず、気を感知する能力もずっと埋もれたままでしょう。

どちらもお金がかからず、基本的な部分は日常生活のなかで実践することができるものです。時間もさしてかかりません。特殊な才能も必要なく、求められるのは素直な気持ちで学ぶ姿勢と、それを続けていこうという継続性です。

昔の人は、日常生活の中で有無を言わさず身につけてきたのかもしれませんが、そうした厳しさを無理に味わう必要はありません。

一子相伝の時代と違って、いまは情報開示の時代です。

もっと手軽に、理にかなった方法で気の感覚を取り戻すことができるはずです。私自身、自分が長年にわたって身につけてきた技術も理解してきたことも、すべて包み隠さずに皆さんにお話ししています。

そのすべてをいきなり吸収はできないと思いますが、「素直さと継続性」があればその人のペースで少しずつモノにしていけるでしょう。

そうした過程で病気や体調不良が改善されていき、心身の快適さや細胞レベルの若々しさが体感していけるはずです。

この本ではそのための実践的なエクササイズも紹介しています。すぐに実行できるものばかりなので、ぜひ役立ててください。

〈この章のまとめ〉

●気がわからないのは筋肉のサビのせい

●筋肉のサビは体の硬さとしてあらわれる

●呼吸が浅いと筋肉はどんどんとサビてしまう

●浅い呼吸が増えたのは日本人の姿勢が悪くなったから

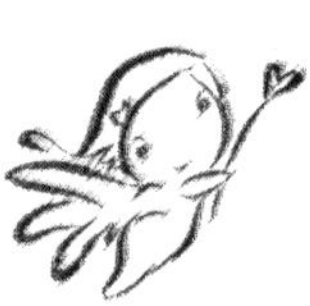

＊ 第二章 ＊

すぐできる
荒井式・筋肉サビとりストレッチ

●いま、体がどのくらい曲がりますか？

筋肉のサビが、心身の健康状態を低下させ、気を感じにくくさせている原因になっていることが見えてきたと思います。

この章では、こうした筋肉のサビをとるための簡単なエクササイズをいくつかご紹介していきましょう。

このエクササイズを実践することが、気を学ぶ第一歩となります。体の痛みやつらさを改善する手段にもなるので、ぜひ試してみてください。

まずは自分自身の体の硬さをチェックしてみましょう。

一般的によく行われている、床に座って両足を開き、上半身をかがめていく柔軟体操をやってみてください。

どうでしょうか？　どのくらい体が曲がりますか？

無理して曲げる必要はありません。つらいなと感じた時点でかがめるのをやめ、どこが痛みを感じるか調べてみてください。

あるいは、柔軟体操をする以前に、いまどこか痛い（硬い）場所がありますか？　腰痛や肩こりなどの持病がある人、パソコンにずっと向かっているとひどい偏頭痛や眼精疲労を感じる人、緊張すると胃がキリキリ痛む人……。

詳しくは30ページのチェックリストで確認したと思いますが、ここでもう一度自分の体の状態を思い起こしてください。

それがいまのあなた自身です。良し悪しは別にして、ここでしっかり現状を把握すること。この体の硬さがあなたを不自由にさせている原因です。

難しいことではありません。柔らかくなることが自由への第一歩なのです。

●元気な人は「死ぬ五分前」まで動いている

言うまでもありませんが、こうした体の硬さや痛みには個人差があります。その日の調子や季節によっても変わってきます。

しかし、こうやってあらためて振り返っていくと、自分がどの程度硬いのか、柔らかいのか把握できるでしょう。

もちろん、体の硬さに関しては、生まれつき硬い人もいれば、比較的柔らかな人もいます。ただ、こうした体質は絶対のものではありません。

柔らかい人でも、筋肉はきちんと使わないとどんどんサビていってしまうからです。

問題はきちんと筋肉を使っているかどうかです。運動不足を嘆く以前に、そもそも日常の中で筋肉を使う機会がどれくらいありますか？

鉄アレイで筋肉を鍛えるような光景を、ここで思い浮かべる必要はありません。たとえば、体を曲げたり伸ばしたり、ゆっくりと深呼吸をしたり、長時間歩いたり……こうした機会がどれくらいありますか？

動かしているのはキーボードを叩いている指先だけ。歩くのは家と駅の間だけ。もしかしたら、こうした人が多いのかもしれません。

これでは筋肉がサビてしまっていても仕方がないでしょう。

人は3日間寝続けると起きられなくなると言います。

病人も寝たきりのままでは、じつは良くないのです。

「死ぬ5分前まで動け」

というのが、私の生き方の基本です。筋肉を動かすということは、心身の健康を保つうえでそのくらい重要なことなのです。

●体の硬い人に「一流」はいない！

前章でお話したように、スポーツの世界でも、体の硬い人に一流はいません。素質があったとしても故障しやすく、選手寿命は短いでしょう。

相撲の世界では、入門した力士が真っ先に股割りをさせられますね？　このように伝統的な武道や武術、あるいは芸事などの世界では「体を柔らかくする」ことが重要視され、そのためのメソッドが存在していました。

野球でもメジャーリーグで活躍するイチロー選手などは、とても柔らかなバッティングでヒットを量産していますが、彼自身も打席に入る前などに、股割りとよく似たストレッチをしているのを見たことがあります。

こうした体を柔らかくする努力を続けないと、歳とともに体は老化し、ギシギシ、ガタガタとサビだらけのブリキのおもちゃのようになってしまいます。

スポーツの前にストレッチをする光景を見かけますが、イチロー選手のように本当に柔らかくする努力をしている選手はどれだけいるでしょう?

もちろん、サビとりを怠ってしまえば、筋肉だけでなく、内臓もサビついてしまいます。内臓がサビてしまえば、いくら食事に気をつけても、食べた物が十分に消化できなくなり、エネルギーが作り出しにくくなります。

とにかく体を柔らかくすること。まずはここがスタート地点です。

そのためには、無理やり曲げたりひっぱったりする、従来のストレッチや柔軟体操を行なっていても思うようにはいきません。

もっと簡単に体のサビをとる方法があります。それが「荒井式・柔軟体操」です。まずはこのエクササイズを紹介していきましょう。

【荒井式・柔軟体操】

1・床に座った状態で足を伸ばし、両足がどれくらい開くかをチェックする

2・この状態でどのくらい前屈できるかをチェックする

※この際、足や腰、背中などのどこに痛みを感じるか場所をチェックしておく

……ここまでは通常の柔軟体操と変わりありません。ここから先に筋肉のサビをとる、荒井式・柔軟体操の秘訣があります。

3・上体をいったん起こし、今度は鼻からゆっくり息を吐きながら前屈していく

※ムリをせず、気持ちよさを感じる程度にゆっくり行うこと。体が硬い場合は何度か上体を起こし、曲がる範囲内で息を吐きながら繰り返し行う。

4・慣れてきたら、前屈をする際に痛みを感じる箇所に意識を向けるようにする
※痛む箇所や硬さを感じる箇所の筋肉と対話をするように前屈する。
※パートナーがいる場合には背中を軽く押してもらったり、優しくさすってもらったりすると、さらに良い。

●柔軟体操の基本は「筋肉に語りかける」こと

以上のように、筋肉に語りかける柔軟体操を毎日続けてみてください。

開脚した状態以外でも、両足を揃えたり、膝を曲げてかかとをヘソの側に引き寄せたり、一般に知られている柔軟体操ならばどんな形でもかまいません。

毎日五分、できれば朝晩二回、朝起きた時やお風呂上りの時間を利用して、まずは一カ月を目標に続けてみるといいでしょう。

荒井式・柔軟体操

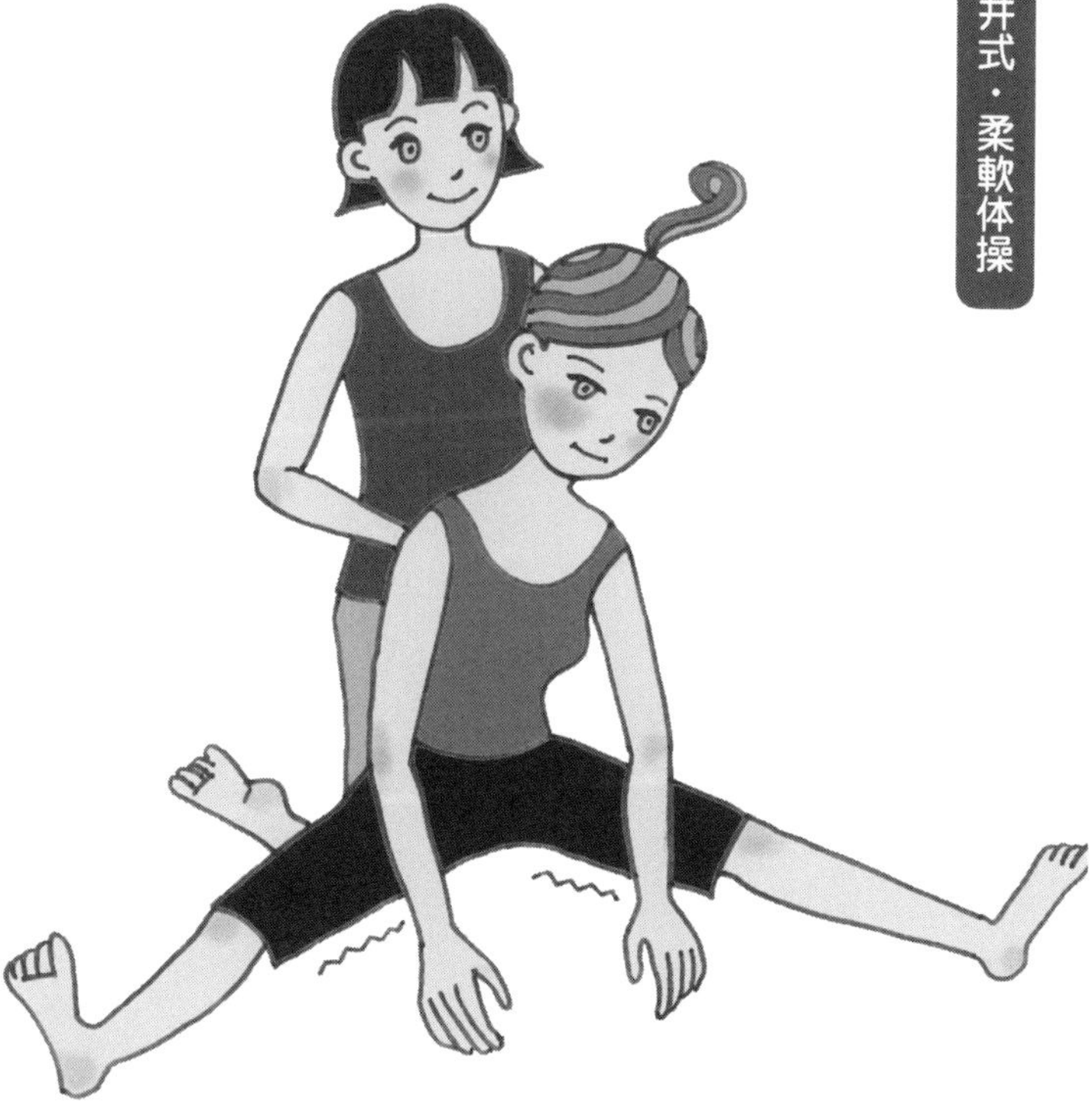

鼻から息を吐きながらゆっくりと前屈。痛みを感じる場所に意識を向け、体と対話しながら続けるのがコツ。早ければ一カ月で床に胸がつくようになります。

初めのうちは体があまりに硬くて、語りかけようが何をしようが、少しも動かないというサビの度合いが強い人もいるでしょう。

その場合、ゆったりとした呼吸を忘れないこと。鼻から息を吐き出しながら、ゆっくりゆっくりと体を曲げていく。柔らかくしなければというプレッシャーをかけずに。

息を吐き出す→体の痛む箇所に意識を向ける

これを繰り返してください。五分ほど続けていけば、どんなに体の硬い人でも始めた時よりは体が曲がるようになっているはずです。

お気づきのように、ポイントとなるのはこの「痛む個所に意識を向ける」ということ、じつはこれが筋肉のサビをとる最大の秘訣なのです。

痛む箇所や硬い箇所は、決してあなたのマイナスポイントではありません。曲がらないからといって劣等感を持ったり、失望したりしないこと。その痛みや硬さを自分自身で認識して、親が子にしてあげるように、いたわってあげる気持ちを送るだけでも十分にほぐれ、柔らかくなっていきます。

●力づくで曲げてもサビはとれない

この荒井式・柔軟体操を行ううえで気をつけてほしいのは、力ずくで曲げようとする気持ちを極力抑えるようにすることです。

これまでのスポーツ系のストレッチに慣れている人は、無意識のうちにどうしても無理をして、体の声を聞かずに体を曲げてしまいがちです。

これでは筋が延びてしまったり、腰を痛めたりしかねません。

仮に体が曲がるようになったとしても、それは部分的にやわらかくなっただけで、体全体の柔軟性が獲得できているとはいえないでしょう。

たとえば、バレリーナの場合、きちんと練習を積んでいけば、バランスを崩さずに足を高く上げられるようになるでしょう。

しかし、正座をした状態で後方に体を反るように指示をすると、ペタリと背中をつけることができなかったりします。バレエに限った話ではなく、スポーツ選手の場合、その競技で必要な柔らかさしか獲得していない場合があるのです。

荒井式・柔軟体操の目的は、特定の競技力を上達させることではなく、あくまでも筋肉のサビをとることにあるのです。

このサビは、あなた自身がこれまでに生きてきた中で蓄積させていったものですね？　サビをとるためには、その原因を取り除いていく必要があります。

そのためには、硬くなった筋肉に意識を向ける、つまり、対話が必要なのです。

●痛みやつらさを排除しないことが大事

体が硬くなってしまったのは、硬くなるような生き方をしてきたからです。

この当たり前の事実がわかってくれれば、自分の都合で無理やりに体を曲げることが、逆に体を痛めつけてしまう現実も見えてきます。

体の痛みやつらさを嫌ったり、むやみに排除したりするのではなく、むしろ温かく包みこんであげるイメージであると言えばいいでしょうか？

それが意識を向ける、対話をするということです。

この感覚がわかってくると、気功の特性の一つである病気を癒す力、ヒーリングの能力も身につくようになってきます。

もし、意識を向けるということがよくわからないという人は、繰り返しになりますが、息をゆったり吐きながら曲げていくということを続けてください。

難しいことを考えずに、痛い箇所を感じながらひたすら呼吸を続けていくと、徐々に気持ちがよくなっていき、頭であれこれ考えることが減っていきます。

体と対話するという感覚がよくわからないのは、少々理屈っぽいからでしょう。

頭でばかり考えるクセを改善していくには、呼吸法が一番です。

呼吸によって心地よい感覚が味わえるようになると、脳からはセロトニンが分泌され、リラックス度が高まることがわかっています。

痛む箇所に意識を向けて、「ああ、痛いんだなあ、こわばっているなあ」……そう感じるだけでも十分です。

それが気の感覚を身につけていく、最初の一歩になるのです。

●ゆっくり呼吸をしながら痛みを感じる

気の世界では、こうしたサビをとる柔軟体操のことを「導引（どういん）」と呼んでいます。

この導引は、気功法の基本中の基本です。

つまり、筋肉のサビを取り、体を柔らかくすることが大事であるということが、古くから伝えられてきたのです。

この導引（荒井式・柔軟体操）を続けていくと、早い人では一カ月もすると、開脚した状態で胸が床にピタリとつくようになります。

信じられないと思うかも知れませんが、そこに気の極意があります。

ゆっくり呼吸し、痛みに意識を向ける。

繰り返しますが、心がけるのはこれだけです。それ以上の努力は必要ありません。むしろ、他に何が必要かと考える思考回路を断ち切ること。

そもそも、体がこわばって曲げられない人ほど、「もう、この固さは一生続くものなのだ」とあきらめてしまっていませんか？

まずはその意識を取り除いてください。

頭でダメだと思っているうちは、いくら努力しても柔らかくはできません。なかなか柔らかくなれないのは、持って生まれた体質などではなく、脳がそう思っているから、つまり意識の問題であることがとても多いのです。

●希望のスイッチが入ると体が変化する

その意味では、「柔らかくなりたい」という目標を持つこと、あるいは「柔らかくなれるんだ」という希望を持つことが、非常に重要であるとわかるでしょう。

こうした目標や希望のスイッチが入ると、これまでの硬さやぎこちなさが嘘のようになくなり自分の体が変わっていきます。

問題はこのスイッチが入るかどうか。

これは人生全般にも言えることですが、自分の夢や目標を達成するということは、まずは「それができる」と意識するところから始まるのです。

このスイッチは頭で「できる、できる……」と唱えても、都合通り入るものではありません。それよりも感じることです。

それが難しいという人は、実際にできるようになった人から話を聞くこと。

私が主宰している荒井塾のように多くの生徒さんが集まっている場では、このやり方で実際に体を自由に曲げられるようになった人が何人もいます。

こうした人から話を聞き、最初はまったく曲がらなかった人が曲がるようになった過程を知っていくことで「自分にもできるかもしれない」という希望が湧いてきます。意識のスイッチが入りやすくなるのです。

もちろん、一人で行う場合でも、ここでお話する私の言葉を信じて、前向きな気持ちや「こうなりたい」という希望を持つようにしてください。

一〇〇メートルを一〇秒台で走りなさいと言っているわけではありません。

ただ、体を柔らかくしましょうというだけです。年齢も性別も、あるいは運動神経なども特に関係ありませんね？

日常生活が営める人ならば、誰もが手軽にトライできるはずです。

大事なのは筋肉のサビとりというより、じつは意識のサビとりでもあるのです。

こうしたサビとりを、時間をかけてゆっくり行っていってほしいのです。

●自分と向き合う時間を作る

ここまでの私の解説をお読みになって、一般的に語られている柔軟体操とは意味合いがまったく違うことに驚かれた人も多いかもしれません。

そう、「たかが柔軟ではなく、されど柔軟」なのです。

「柔らかくする」ということが、心と体の健康にとても重要な意味を持っていることに気づくことができたでしょうか？

私が皆さんにお伝えしている柔軟体操は、ただ体を曲げるストレッチではなく、自分の体や心と向き合うための方法でもあるのです。

その意味では、瞑想に近いエクササイズと考えてもいいかもしれませんが、漫然と目を閉じているわけではなく、痛みや硬さに意識を向けるわけです。

日頃から「痛い、痛い」と言っている人でも、これまで自分があまり痛みに向き合っていなかったことに気づかれるかもしれません。

自分の体が硬いことに劣等感をおぼえている人もいるかもしれませんが、その劣等感が自分を見つめるためのきっかけになるのです。

そう考えれば、体の痛みや硬さも決して悪いものでないことがわかりますね？

そうしたマイナス要素がなければ、自分の内面に意識を向ける感覚など湧いてくることはないわけですから、むしろ感謝してもいいくらいのものです。

そこまでの心境になれない場合でも、いやな状態から逃れよう、痛みを取り除こうと思ってしまう自分に気づくことが大切です。

一日数分の柔軟体操が、「自分と向き合う時間」に変化するでしょう。

●すぐれた理論よりも柔らかな体

私が体の柔軟性を筋肉のサビとりの第一歩としておすすめしているのは、気功の指導者の間でも、意外と軽視されてしまっていることが多いからです。

気功の型ばかりを披露するよりも、大事なのはその中身です。

柔らかさやしなやかさの源になるのは、当然のことながら筋肉なのです。

私の場合、初めて気功を習う人に対して自らデモンストレーションして、体がどれほど柔軟になるのかをお見せしています。そして、こうした体をつくることが気をキャッチできる体質の基礎になるのだと伝えます。

ですから、もしあなたがしっかりした気功の先生の元で学びたいと思われるのなら、その先生の体がどれくらい柔らかいのかを確かめてみるといいでしょう。

これは、スポーツや武道・武術の指導者、コーチなどに関しても同様です。

体をしっかり曲げることのできない、筋肉のサビた状態の人に達人はいません。

どこかで動きに無理が出てしまうので、どうしても誤魔化しが生まれます。

いくらすばらしい理論や指導法を持っていたとしても、それを体現することができる素地が整っていなくては、誤った教えを学ぶことにもなりかねません。心身を解放させる気の極意を学びとることはできないといえるのです。

●正座やあぐらがきちんとできるように

こうした荒井式・柔軟体操を毎日の習慣にし、体の柔らかさを取り戻せるようになってくると、それだけで心身の健康レベルが高まっていきます。

まず顕著にあらわれるのは、姿勢でしょう。体が柔らかくなっていくことで、自然と姿勢がよくなっていくのです。

正しい姿勢に関しては後ほどお話しますが、体がただ柔らかくなるだけでも、姿勢の基礎は十分に作ることができます。

基礎ができれば、無理せずに立ち居振る舞いができるようになり、体のコリがなくなっていくため、毎日の生活動作がとてもラクになります。

また、正座やあぐらがきちんとできるようになり、自然と集中力、記憶力が高まってきます。これだけでも大きな変化だと思いませんか?

ご存知のように、正しい姿勢は、すべての習い事の基本でもあります。物事を学んでいくための下地であり、筋肉のサビをとるのと並んで重要な「体の芯を作るエクササイズ」にも大きく関係してきます。

本当に何かを極めたいと思ったら、あまり焦ったりせず、まずはじっくりと体を柔らかくすることから始めるべきなのです。

●姿勢のゆがんだ人は、どこかで無理をしている

体が柔軟になり、姿勢が良くなっていくと、精神的にも変化が現れます。人格面が向上し、人間性が豊かになっていくからです。

そこまでは言い過ぎではないかと思う人もいるかもしれませんが、それは体と心の深い関わりを軽視してしまっている証拠です。

そもそも、姿勢がゆがんでいたり体がとても硬かったりすると、自分の人格にも悪影響が及びます。自分を律することである程度の意識レベルにたどりつくことができるとしても、どこかで無理が出てきてしまいます。

人格と呼ばれるものは、本来、自然に身についていくもの。「こうあるべきだ」というタガを自分にかけることではないのです。

頭で理想ばかり追い求めてはいませんか？　それでは体が置き去りになってしまい、それはやがて様々な不調になってあらわれます。

かといって、筋肉を鍛えて、いまの言葉でいう「マッチョ」になったところで、それが本当に体と対話しているものであるかどうかはわかりません。

筋肉をつけることが悪いのではなく、ちゃんと体の声を聞いているかどうかが大事だということです。そのためにサビとりやほぐしがあるのです。

●肩の力を抜く「荒井式・両手ブラブラ体操」

こうした荒井式・柔軟体操とともに、もう一つトライして欲しいのが、上半身のほぐしを目的にした「荒井式・両手ブラブラ体操」です。

これは太極拳の基本動作である「スワイショウ」をもとにしたもので、こちらも筋肉のサビを効果的にとるのに非常に適したエクササイズです。

とても簡単ではありますが、柔軟体操と同様、この動きだけで体の精妙な働きが感じとれる、奥の深い一面があります。

単純な動きであるほど、そこに深い奥義が隠されていることを知るべきでしょう。

ちなみに、私がこうしたほぐしをおすすめするのは、上体（胸から上）が無用に力んでしまっている人が多いからです。

上体の緊張は、肩や首のコリ、頭痛や目の疲れなどにもつながってきます。

また、人生においても物事を力ずくで解決しようとしたり、つい力んで周囲との和を乱してしまったり、そうしたムリな生き方にもつながるでしょう。

もっと柔軟に、悠々とした人生を歩んでいくうえでも、この両手ブラブラ体操でサビをとり、上体をほぐしていってほしいのです。

では、これからこの体操のやりかたを紹介していきましょう。

【荒井式・両手ブラブラ体操】

1・立った状態で両足を肩幅に平行に開き、上半身をリラックスさせる

※両膝をゆるめ、腰にしっかり重心が落ちるようにして立つのがコツ。両足の

親指に力がかかるように意識する。

2・両腕をだらりと下ろし、上半身をリラックスさせた状態で、腰を左右にゆっくり振る。

※腰を起点にして、上体もいっしょに左右に回転させる。

※できれば、頭頂から垂直に伸びる一本の線（中心線）を意識する。

●腕を振るのではなく腰を振ること

この腰を左右に振るだけの運動を続けていくと、だらりと下ろした両腕が自然と上体に巻きつくように振れるようになります。

腕の力で振るのではなく、腰を左右に回転させることで、結果として両腕がブラブラと振れる状態を作るのがコツです。

この両手ブラブラ体操を一回につき五～一〇分程度繰り返してください。音楽を

荒井式・両手ブラブラ体操

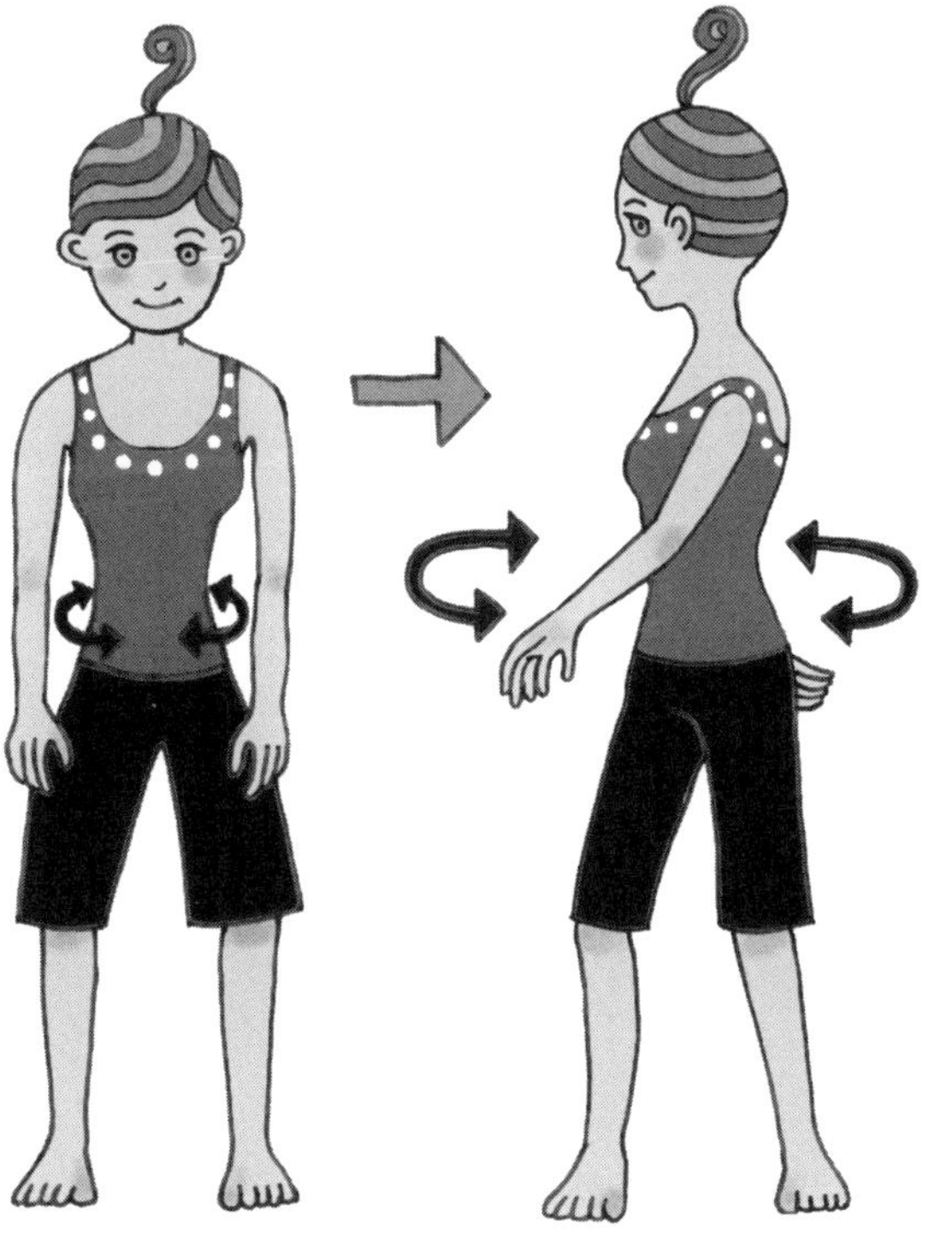

上半身をリラックスさせ、腰を起点に体を回転させるのがコツ。腕はだらりと伸ばしたまま、腰の動きにつられてブラブラ振られるようにしてください。

聞きながらでもかまいません。

注意点は、首すじをゆるめ、リラックスして後方下をみて、腰、手を動かします。体操が終わるときは、ゆっくり、小刻みにして停止します（目が回ったり、気分が悪くならないように無理をしないで、自分のペースでおこなってください。また、メニエール病や平衡感覚に異状のある方はこの運動は避けてください）。

この体操を続けていくと、腰を中心にして体が動いていることが徐々に感覚的にわかるようになっていくはずです。

これは言い換えるなら、行動する際の起点が腰にあるということ。

上体に力が入っている限りは、この感覚がどうしてもわかりません。文字通り肩に力が入って、余計な労力が生じてしまうでしょう。

そもそも、上体が力んだままでは、腰の力だけで両腕をブラブラさせることはできません。ラジオ体操のように、腕の力で腕を振る体操とは違うことに気づいてください。あくまでもこわばった上体の筋肉を和らげるのが目的なのです。

●腰を起点にすると肩の力が自然に抜けていく

この荒井式・両手ブラブラ体操は、長時間続けても疲れることがありません。それどころか、コツがわかってくれば続けるほどに心地よくなり、ずっとこの体操を続けていたい感覚になるでしょう。

言い換えれば、長く続けて腕が疲れてしまうようでは、まだ上体の脱力ができていないということ。肩の力が入っている証拠であると考えましょう。

大事なのは力を抜くことです。といっても、頭で力を抜こう、抜こうと意識しても抜くことができません。

体の中心である腰を起点にすることで、力は自然に抜けていく。……こうした体の仕組みを理解することが肝心なのです。

勘違いしている人も多いのですが、リラックスするということは、ただ休む（＝活動をしない）ということではありません。

そもそも、そうやって休息をとっても、肩に余計な力が入っていたら疲れはとれません。つまり、本当に休むことはできないでしょう。

その意味では、活動している時に余計な力を使わないほうが、はるかに休んでいる、リラックスしていることになります。

両手ブラブラ体操をすることで、こうした感覚をつかみとってほしいのです。

●「いかに頑張らないか」がポイント

このリラックスの状態がつかめてくると、ほんのわずかな腰の動きだけでも上体が一緒に回転し、両腕が振れることがわかってくるでしょう。

中心の動きは最小でも構わないのです。むしろ、頑張って腰を回してしまっているうちは、この脱力の感覚がつかめません。

腰を回していくうちに疲れていき、たぶん回すのが嫌になっていきます。

目を回したり、気分を悪くしたりしてしまうこともあるかもしれません。それもまた、十分にコツがつかめていない証拠なのです。

そんなふうに頑張っていては、これまでの力の使い方と変わりません。わざわざ体の中心に働きかける意味はありませんね？

要は頑張りすぎている自分を自覚して、「いかに頑張らないか」を心がける。これが両手ブラブラ体操を行う秘訣のようなものです。

「いかに頑張るか」ばかりを考えていた自分を振り返り、文字通り肩の力を抜く。もっとラクになる。自然体でいる……。

それは決して「手を抜く」ことではありません。そうやって自分を律する状態から離れることで、もっと力を出すためのコツが見えてきます。

ただ両手をブラブラと振るだけで、感覚的にわかってくるのです。

●思考がクリアになり悩みがなくなる

両手ブラブラ体操が上手くできるようになってくると、第一に肩の力が抜け、心身ともにラクに生きられるようになります。

また、腰の動きは股関節の状態と深く関わりあっています。最小の力で腰を回転させることで、硬くなっていた股関節がゆるんでいき、結果的に体を柔らかくする素地ができるようになります。

これに加え、上体の力が抜けることで頭がスッキリし、よけいな不安や悩みごとが解消されやすくなるでしょう。

うつなどに悩んでいる人は、頭（脳）に不安や恐れ、つらい体験など、様々なマイナスの思い（気）が詰まってしまっているのです。

この状態から脱却するためには、頭を空っぽにするしかありません。

腰を起点にした両手ブラブラ体操で上半身をリラックスさせると、頭に溜まっていた悩みや不安がどんどん落ちていき、思考がクリアになっていきます。文字通りハラが据わって、つらいことも受け止められるようになるのです。

お気づきかもしれませんが、頭が空っぽになりハラが据わった状態、これが前章でお話しした「上虚下実（じょうきょかじつ）」に他なりません。

心身ともに最も安定した状態であり、気のエネルギーが体に充満しやすい状態であることも徐々にわかってくるでしょう。

●両手を振るだけで気の極意がわかる？

この両手を振るだけの単純な体操もまた、かなり奥の深い運動なのです。

端的に言えば、これだけでも十分に気の鍛錬になる。この動きを極めるだけでも気の達人になるためのしっかりした土台が作れます。

できれば先ほどの荒井式・柔軟体操とセットにして、まずは一カ月続けてみてください。

難しい方法にトライしなくても、この二つを日常生活に取り入れるだけで、あなたの健康状態は大いに改善されていくでしょう。

極端な話、向こう三年はこの二つの体操を入念に行うだけでもいいのです。気の感覚を会得するうえでそれくらい大事な体操です。

体が軽くなる、痛みが減るなど、なんらかの変化があらわれてきたら、30ページのチェックリストで自分の状態をもう一度確認してみましょう。

数ヵ月に一度、初心に帰るつもりでチェックすると自分の成長が確認できます。

こんな些細な運動でもしっかり意味を理解し、基本に忠実に実行するだけで、自分の肉体が様変わりすることに、きっと驚かれるはずです。

〈この章のまとめ〉

●体の硬さをとることがサビとりの第一歩

●無理に曲げるのではなく対話することが大事

●肩の力を抜くと下半身（腰）に力が集まる

●腰を起点に動かせば力は最小限になる

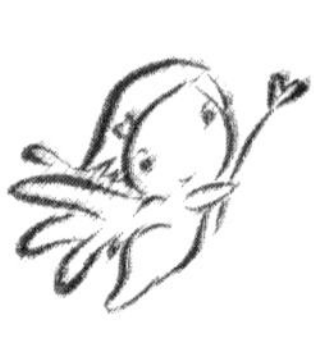

＊ 第三章 ＊

細胞を元気にする荒井式・呼吸法

●ただ寝ているだけの呼吸法？

筋肉のサビとりに慣れてきたら、初歩の呼吸法を取り入れていきましょう。

呼吸法と言うと難しく感じる人もいるかもしれませんが、これまで同様、これからお伝えする方法もとても簡単で、誰もが無理なく実行できます。

なぜなら、呼吸法といっても実際にはただ寝ているだけ。ほんの少し心がけることはありますが、特に負担になるようなものではないからです。

それでいて、一般的に行われている腹式呼吸などよりも酸素補給ができ、細胞レベルの健康度を高めていくことができます。

誤解のないようにお話しておけば、簡単な方法だから、誰でもできる方法だからといってレベルまで低いわけではないのです。

これまでお話してきたように、極意と呼ばれるものは、通常は見落としてしまうようなごくごく単純な動きの中に隠されています。

ここでは、そうした見落としてしまうような事柄をお伝えしていると考えてください。

ヘンな話ですが、皆さんは難しい方法を習ったり、身につけたりすることにやりがいを感じ、自分をレベルアップできると思っていませんか？

難しいことを極めたら、それはそれで達成感をおぼえるかもしれませんが、レベルアップできるかどうかはわかりません。

何のために呼吸法を会得するのか？　問題はじつはその一点にあるのです。

●ポイントは「横隔膜」がしっかり動いているか

何のために呼吸法を会得するのか？　……そのキーワードになるのは、肺の下部にある「横隔膜（おうかくまく）」という筋肉です。

名前を聞いたことはあってもピンと来ていない人も多いと思われるので、この筋肉の働きについて解説しましょう。

まずは１００ページのイラストをご覧ください。

ご存知のように、私たちは肺で酸素を吸い込み、血液を通じて酸素を全身の細胞に送ることで、活動するためのエネルギーを作り出しています。

つまり、肺にしっかり息を吸い込むことができなければ、エネルギー原料となる酸素を全身に送り込むことができません。

ただ、肺そのものには筋肉がないため、横隔膜や肋骨の間にある肋骨筋、さらに頚部や腹部の筋肉を動かすことによって呼吸が続けられるのです。

なかでも、肺の下部にあり、腸と肺を隔てている横隔膜は、呼吸＝エネルギー補給をするうえで極めて重要な役割を担っています。

横隔膜がしっかりと動いているかどうかが、深い呼吸のカギになります。この横隔膜をいかに動かすか、この点が呼吸法のポイントなのです。

●体が硬い人は、横隔膜もサビている

では、横隔膜はどんな働きをするのでしょうか？

息を吸い込むと横隔膜は上に持ち上がり、その力によって胸部が広がって肺にたくさんの酸素を集めることができます。逆に息を吐くと横隔膜が下がって、胸部が

深い呼吸のカギを握る「横隔膜」とは?

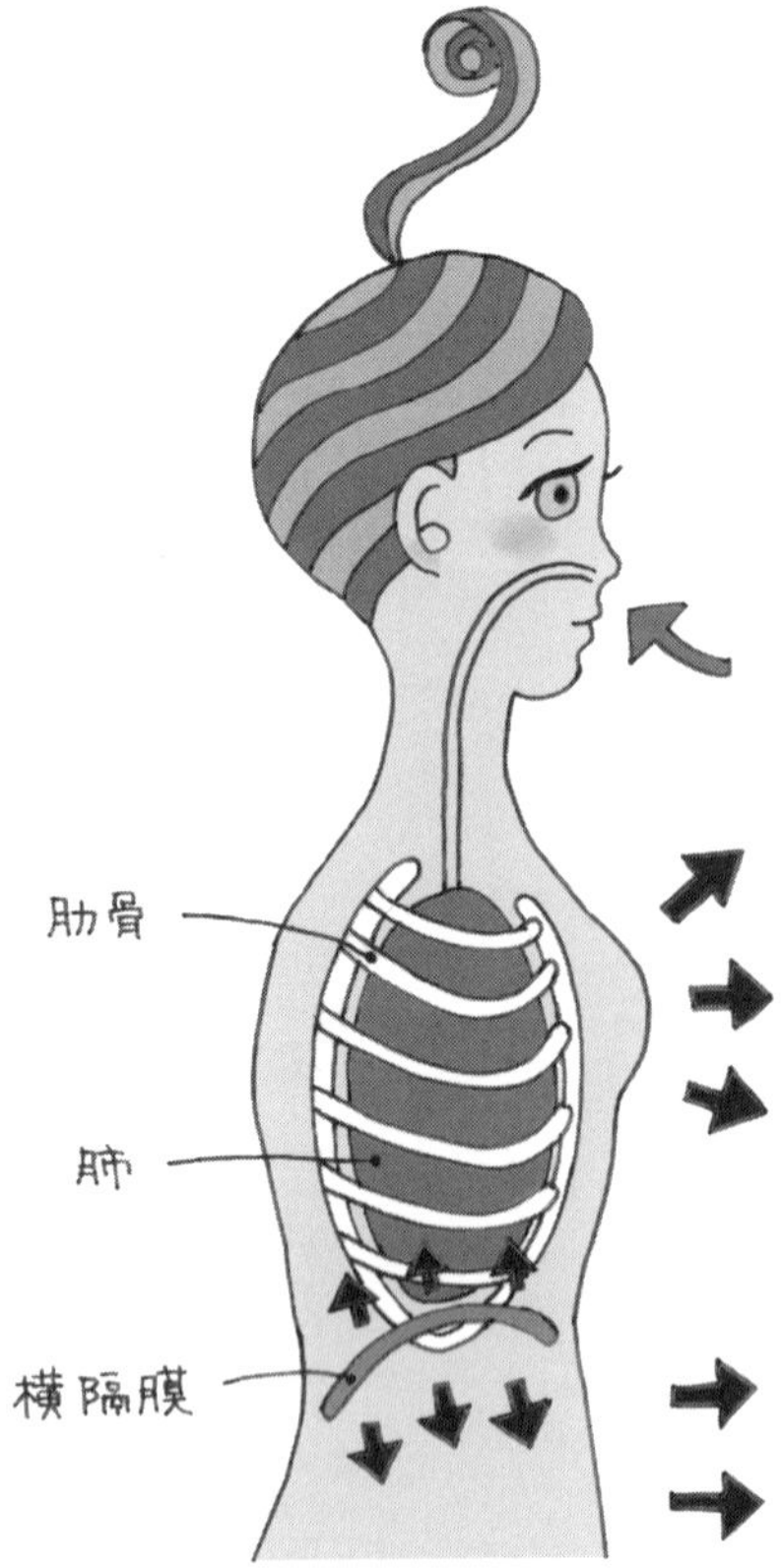

横隔膜は肺の下部にあり、肺と腸とを隔てている筋肉です。この横隔膜がしっかりと動くことで深い呼吸ができ、腸の働きも活性化します。

縮んでいくことで息が吐き出されます。

この繰り返しが呼吸であり、酸素補給の仕組みと言えます。

とはいえ、呼吸はふだん無意識で行っているものです。わざわざ呼吸法を会得する必要がなぜあるのでしょうか？


ここで、横隔膜もまた筋肉の一つであることを思い起こしてください。

筋肉のサビが病気や体調不良の原因になっているとお話ししてきましたが、このサビの問題は横隔膜にも当てはまります。

筋肉がサビてしまっている人は、この横隔膜もサビて硬くなってしまっているため、しっかりした呼吸ができなくなっているのです。

無意識に呼吸をしているだけでは、こうした現状を変えることはできません。

横隔膜をしっかりと動かす呼吸法を意識的に行い、酸素補給をスムーズにさせる必要があることがわかるでしょう。

これまでのエクササイズで筋肉のサビとりをしていけば、横隔膜も徐々に柔らかくなっていきますが、呼吸法を取り入れたほうが効率的です。

全身にたっぷりと酸素が送れるようになるため、筋肉のサビとりに対しても、相乗効果が期待できるのです。

●「横隔膜の硬さ」をチェックしよう

まずは自分自身で、横隔膜の場所を確認してみましょう。

胸のあたりをさわってみるとわかりますが、肺は肋骨によって守られています。

その肋骨の下の部分を手で触ってみてください。

端から端へたどっていくと、中央部がへこんでいるのがわかるはずです。

そこがみぞおちです。横隔膜は、このみぞおちの下、ヘソの上のあたりにあると理解してください。

位置がおおまかに探し当てられたら、座った状態でその一帯に指の先を入れ、

①どれくらい深く入るか

②どのくらい弾力があるか

以上の二点を確認してください。

①の「どのくらい深く入るか」に関しては、次の三段階を目安にするといいでしょう。硬くてうまく入れられないという人は、手の先を入れる際に鼻からゆっくりと息を吐き出すようにすると、入りやすくなります。

【横隔膜の硬さチェック】

1・第一関節まで指がすっぽり入る

2・人差し指の第二関節あたりまで入る

3・息を吐きながら手を入れても、おなかが張っていて十分に入らない

●荒井式・呼吸法は、アンチエイジングにも最適！

自分はある程度健康だと思っている人でも、おそらく1のように第一関節まで指がすっぽり入る人は少ないでしょう。

それどころか最近では、横隔膜があまりに硬く、おなかがコチコチになってしまっている3の状態の人が多々見受けられます。

こうした人は、呼吸が満足にできていないことに気づいてください。じつはそれ

が全身の酸欠状態をもたらし、日ごろの体調不良や病気の原因になっているのです。指を入れた時にチクチクと痛みを感じるような人は、特に要注意です。荒井式・呼吸法を毎日行って横隔膜をほぐしていくことを心がけましょう。

これは、②の「どのくらい弾力があるか」についても同じことが言えます。横隔膜がやわらかく、しっかりと上下運動している人は、指が奥まで入るだけでなく皮膚の弾力もしっかりしているからです。

だから、チクチク痛むようなことはありません。

私は、気功の教室でこのチェック法を披露する時、初めて参加した人に指を入れてもらい、どのくらい弾力があるかを確かめてもらっています。

柔軟体操の時もそうですが、「とても八〇歳前の老人の体ではない」と一様に驚かれます。

皮膚の柔らかさは呼吸の深さであって、年齢は関係がないのです。深い呼吸で酸素をいかに全身の細胞に送り届けられるか。

いまアンチエイジング（若返り）という言葉が流行っているようですが、荒井式の呼吸法は究極のアンチエイジング・美容法にもつながります。

つねに深い息ができる人が、若くて元気な人なのです。

●「深い呼吸」は、腸も元気にする

荒井式の簡易な呼吸法について紹介する前に、意外に知られていない消化と呼吸の関係についても言及しておきましょう。

私たちは酸素だけでなく、食べたものを胃や腸で分解し、血液を通じて全身の細胞に栄養を送り込んでいます。

横隔膜がサビついてしまっていると、腸のぜん動運動も低下してしまい、細胞に栄養が運ばれるのが妨げられてしまいます。

つまり、しっかり呼吸する＝横隔膜を上下するということは、酸素呼吸だけではなく、腸の活性化につながっているということ。

栄養学では、食べ物に含まれる栄養素のことばかりが重視されていますが、その栄養素が腸内できちんと消化吸収されなければ意味がありません。そのためには、横隔膜の活性化がとても重要になってくるのです。

なまじ食べ物の内容にこだわるよりも、しっかりと深い呼吸をすることが消化力を高め、細胞の活性化につながっていきます。

深い呼吸ができる人は、内臓がとても丈夫なのです。こうした点をふまえ、ここで実際に呼吸法について解説していきましょう。

【荒井式・サビとり呼吸法】

【荒井式・サビとり呼吸法】

1・仰向けに寝た状態で、丸めたバスタオルなどを腰の位置に挟み込む

※ヘソの真裏（腰椎四・五番）あたりが目安。

2・この状態で全身の力を抜いていき、心身をリラックスさせる

3・鼻からゆっくり息を吸い込み（七秒）、息を止め（三秒）、ゆっくりと吐き出す（七秒）

※この順式呼吸をしばらく繰り返す。

仰向けに寝た状態で、丸めたバスタオルなどを腰に挟み込むのがポイント。人工的に腰を反らすことで、横隔膜の上下運動がさかんになります。

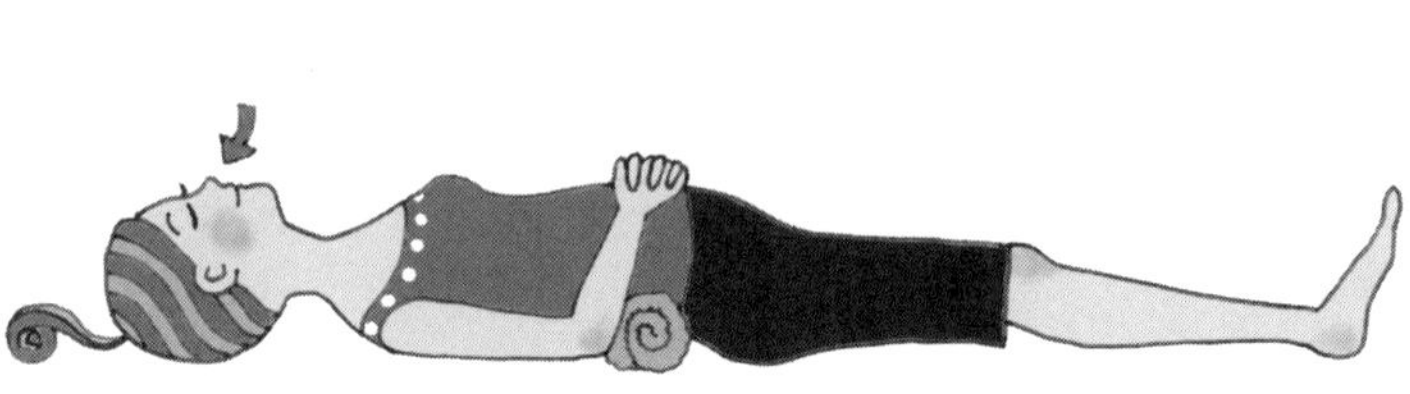

●「丸めたバスタオル」で腰を反らす

どうでしょうか？　ここでは「荒井式・サビとり呼吸法」と名づけましたが、これが呼吸法（いわゆる腹式呼吸）の初歩にあたります。

腰の位置に挟み込む「丸めたバスタオル」がポイントになりますが、これを除いてしまえばあとは寝転がって呼吸をするだけ。

そのまま眠ってしまってもかまいませんが、できれば、これをゆっくりと五～一〇分繰り返す習慣をつけてください。

それだけでも十分に横隔膜が刺激でき、慣れてくれば、通常よりも深い呼吸ができることが感じられるようになっていくはずです。

では、「丸めたバスタオル」を腰に挟み込むのはなぜなのでしょう?

これは実際にやってみるとわかりますが、大きめのタオルを丸め、挟み込んで寝るようにすると腰が自然と反り返ります。

この「腰の反り」が大事なのです。この状態で鼻から息を吸うと横隔膜が自然に上がって、おなかがふくらむのがわかるはずです。

この時、肺の容量が大きくなります。肺にたっぷりと酸素がたまり、そのまま全身に送り込めるようになるでしょう。

「腰の反り」が、横隔膜が硬いというマイナス点を補い、初心者でも腹式呼吸をスムーズに行うことができるわけです。

●「腰の反り」が、呼吸力をアップさせる!

もともと横隔膜が柔らかく、呼吸のたびにしっかり上下運動ができていれば、もちろんこうした補助がなくても空気を肺に取り込むことはできます。

しかし、このような深い呼吸（腹式呼吸）ができるのは、１０４ページの横隔膜の硬さのチェックで1に該当した人だけです。

そこまでの柔らかさが取り戻せていない人は、日頃から意識的に深い呼吸をし、横隔膜を動かす努力をする必要がありますが、これがなかなか容易なことではありません。思うような効果が得られなくて挫折する人もいるでしょう。

その点、ここで紹介した「荒井式・サビとり呼吸法」は、まだ体が硬く、筋肉がサビてしまっている初心者でも深い呼吸が可能になります。

腰をしっかり反らすこの呼吸法が、横隔膜の上下運動を活発にさせ、サビとりに不可欠な酸素補給をスムーズにさせてくれるのです。

初めのうちはバスタオルを丸めた時の厚さを調整して、あまり痛みを感じない範囲で実行してください。

体の硬さや体格などによって個人差がありますが、直径一〇センチ程度から始め、徐々に大きくしていくといいでしょう。腰を反らすことができるのならば、二つ折りした座布団やクッション、枕などを使ってもかまいません。

私の塾では、こうしたタオル、クッション類の代わりにカマボコ型の丸太を腰に挟んで呼吸法を行う指導をしています。

丸太は硬いので慣れないうちは違和感があり、中には痛いと感じる人もいますが、このほうが反りがいいため、より深い呼吸が可能になります。

筋肉のサビがとれ、体が柔らかくなるにつれ、より太い丸太を差し込んでも、長時間この自然呼吸を続けられるようになるのです。

●大事なのは、腹と腰のバランス

次の章で詳しくお話ししますが、こうした腰の反りは日常的にも心がけたい「正しい姿勢」の基本になるものです。

腰が反るということは腹が前に突き出るということでもあり、この腹と腰のバランスがとれた状態は「腰腹同量（ようふくどうりょう）」と呼ばれています。

この状態の時、人は深い呼吸がスムーズにでき、肺と腸を活性化させることができます。その結果、全身の酸欠状態が改善され、自然と細胞にエネルギーが運ばれるようになるため、心身の健康を高めることができるのです。

ただお腹が出ているというだけでは、横隔膜は活性化しません。腰の反りとセットになることで深い呼吸が可能になるのです。

正しい姿勢が内臓（肺と腸）の活性、そして心身の安定にいかに大切なことか。徐々に見えてきたかと思いますが、先ほどお話したように、さすがにすぐ身につけられるというものではありません。

気功やヨーガ、武術などで長年にわたって心身を鍛えている人でも、姿勢に関しては不十分であることがとても多いからです。

和式の生活が当たり前だった昔の人はともかく、現代人のほとんどがこの正しい姿勢を忘れてしまっているといって過言でないかもしれません。

いきなり正しい姿勢をつくることは難しいので、まずはここで紹介した荒井式・サビとり呼吸法で「腰の反り」を体感してください。

荒井式・サビとり呼吸法を行えば人工的に腰を反った状態が作られるので、正しい姿勢の型ができていない状態でも簡単に深い呼吸が実現できます。

まずは腰を反らした状態をキープし、深い呼吸で酸素を体中に送り込むことで、サビとりにしっかり専念すること。

そもそも、筋肉がサビついた状態では正座やあぐらが満足にできないため、本格的な腹式呼吸法を学んでも活用することができません。

座禅などにトライしても足のしびれがどうにもならず、途中で挫折してしまったことはありませんか？　お茶や花を習ったり、結跏趺坐（けっかふざ）を組んだ本格的なヨーガを実践しようと思ったりしても、体が固ければ集中して続けられないでしょう。

せっかくやる気があっても続けられないのは残念なことです。

寝て呼吸するだけのある意味でとても横着な方法ではありますが、このやり方で効果のみを先取りして少しずつ体質改善を図るといいでしょう。

●これまでの深呼吸では、たっぷり息を吸い込めない？

これまで私が「深い呼吸」と呼んできたのは、いわゆる腹式呼吸のことを指しています。

簡単に言えば、息を吸うとともに腹部をふくらませ、吐き出すとともにへこませる。こうした呼吸法ですが、このやり方で呼吸を繰り返すと横隔膜を十分に使うことができます。また、肺だけでなく腸も刺激されます。

心身の健康を維持し、リラックスをもたらすうえで、とても重要な呼吸法であるわけですが、一般にはあまり行われているように思えません。

それどころか、深い呼吸とは胸一杯に息を吸い込むことだと思っていませんでしたか？

こちらは胸式呼吸といいますが、実際にやってみると、腹式呼吸のようには十分に息を吸い込めないことがわかると思います。横隔膜が動かないため、どうしても上体だけ、肺だけの呼吸法になってしまうからです。

これではリラックスはできず、むしろ緊張状態が高まってしまいます。

こうした胸式呼吸法は、歴史的には西洋社会に起源を持っているもので、主に軍事教練などで活用されてきたと言われています。

西洋社会は戦いの歴史といった側面が強いため、リラックス系の腹式呼吸よりも、緊張系の胸式呼吸が必要とされる機会が多かったのでしょう。

西洋人に上体が発達した、いわゆる筋骨隆々の人が多かったのも、こうした文化的背景があったからだと考えられます。軍事パレードを見てもわかるように、まず規律が重んじられる状況下では、胸式呼吸のほうが有効なのです。

日本の文化の面白いところは、戦闘者であった武士階級の間でも、腹式呼吸が好んで活用されてきたということです。彼らは座禅を好み、茶道をたしなむなどして無意識のうちにつねに深い呼吸＝腹式呼吸を心がけてきました。

それが西洋にはない、特異なサムライ文化に結びついていったのかもしれません。

明治維新以降、西洋文化が大幅に導入されることで、日本でも軍隊などを中心に胸式呼吸が採用さられるようになりました。学校教育でも西洋式の体育が導入され、規律を重視した胸式呼吸が一般化していきました。ラジオ体操のような健康法は、こうした軍隊式のなごりのような側面もあるのです。

かつては必要な面もあったのかもしれませんが、長期的に見た場合、深い呼吸ができる人が減っていってしまったことは否めないでしょう。

浅い呼吸は、これまで見てきたように、万病の原因と言ってもいいものです。もともと私たちが身につけていた深い呼吸＝腹式呼吸を見直し、取り入れていくことが心身に健康をもたらす第一歩になるのです。

●「鉄人」が遺した鍛錬法の極意

横隔膜をしっかりと使った腹式呼吸が、本当の意味での「深い呼吸」であることが見えてきたでしょう。

深い呼吸をすることで、私たちは酸素というエネルギー源をしっかり補給でき、体のサビを取り除くことができます。

「腰を反る」ことの重要性も再確認できたかと思いますが、じつはこの「腰を反る」という考え方自体、私のオリジナルというわけではありません。

バックボーンにあるのは、私が気の鍛錬を積む過程で勉強させていただいた「肥田式強健術」という心身の活性法にあります。

肥田春充師（一八八三～一九五六）が考案し、戦前に一大ブームを巻き起こしたものですが、私自身、二〇年以上にわたって実践することで、これが正しい呼吸と姿勢を確立させる最適の方法であると考えています。

この「腰を反る」ことを極めていけば、呼吸が充実し、心身がどっしりと安定します。そして、生命力が自然にみなぎってくるのを感じるでしょう。

肥田師はこの「腰の反り」を基本にした独自の強健法を考案することで、自らの虚弱体質を克服し、「超人」「鉄人」と呼ばれるほどの健康状態を手に入れました。

「超人」などというと自分とは縁遠い存在のように思われるかもしれませんが、要は体中の細胞がイキイキと活性化した状態をそう呼んでいるのです。

体中の六〇兆ある細胞にしっかりと酸素が送り込まれるだけでも、文字通り、イキイキとした人生を送ることができると思いませんか？　そのスタートラインになるのが、寝たままでできる荒井式・サビとり呼吸法なのです。

毎日続けながら、とにかく腰を反り、深い呼吸をすることを意識してください。前章で紹介したサビとりストレッチ（導引）や両手ブラブラ体操（スワイショウ）と併せて行っていけば、相乗効果で体質改善が進みやすくなります。

いきなり難しいことにトライする必要はないのです。できることを確実に継続したほうが、体はよりスムーズに変化していくでしょう。

●大量のセロトニンで、心身がリラックス！

この章の最後に、横隔膜をゆるめ、深い呼吸をすることの意味について、もう一つ大事なポイントをお話しておきます。

それは深い呼吸を繰り返すことによって腸の働きが安定化し、自律神経のバランスが整いやすくなるという点です。

前にもお話ししましたが、腸の働きがリラックスすると、心身の安定を司る神経伝達物質・セロトニンが大量に分泌されるといいます。

座禅などである種のエクスタシーに似た至高体験が得られるのは、一つにはこのセロトニン作用と考えられます。セロトニンを分泌させるには、セロトニンが分泌されやすい状態に呼吸と姿勢を整えることが大事なのです。

こうした心身のどっしりした安定感を可能にするのは、肺と腸のつなぎ目にある横隔膜のスムーズな上下運動です。

肺の呼吸と腸の消化、両方の働きに深く関与している横隔膜を活性化させることで、肺がマッサージされ、呼吸力が高まります。また、肺に隣接した心臓の働きも血液を送り込む力が増すことで、より活発になります。

そしてさらには、腸がマッサージされることで、消化力が高まります。胸と腹の両方の器官が元気になり、それが細胞の活性につながっていくのです。
とても簡単な呼吸法なので、ぜひ実行してみてください。

〈この章のまとめ〉

- **体が硬いと横隔膜もサビてしまう**
- **「深い呼吸」のポイントは横隔膜が動いているかどうか**
- **「深い呼吸」は肺だけでなく、腸も元気にする**
- **大量のセロトニンが心身をリラックスさせる**

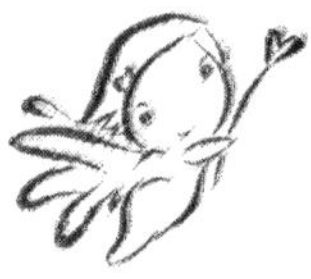

＊ 第四章 ＊

体に「芯」をつくり、ブレない自分になる

●リラックスだけでは自由になれない

筋肉のサビとりをコツコツ続けていくと、次第に体が柔らかくなり、精神的にも柔軟になって発想も自由になっていきます。

つまり、体がラクになるとイライラがなくなり、心に余裕ができてきます。しかし、それがすべてではありません。

自分自身の能力を発揮し、より充実した人生を歩んでいくためには、もう一つ身につけておきたいことがあります。

それがこの章のメインテーマになる、「体に芯をつくる」ということです。

といっても、この言葉の意味をすぐにイメージできる人は少ないかもしれません。

体のサビがとれ、心身がリラックスできるようになればそれで十分じゃないか。これまでの章を読まれて、そう感じた人もいるでしょう。

しかし、それだけで満足してしまうのはもったいないと私は思います。

なぜならこの社会で生きていくには、対人関係がつねについてまわるからです。肩に力を入れず、リラックスしていることも大事ですが、それに加え、きちんと自己主張し、自分の意思を通すことも重要ですね？

そこで必要となるのが、「体の芯」なのです。

●しっかりした人には「芯」がある

体の芯がしっかりできていないと、大勢に流されてしまい、自分が望んでいるような状況が作れなくなります。

これでは、せっかくサビをとっても、自分を活かすことはできないでしょう。

もちろん、ここでいう自己主張というのは、ただ単に我を通すことではありません。

相手に自分の思いや意図をきちんと伝え、理解してもらう、場合によっては協力してもらったり、助けてもらったりする。

そうした日常的な人間関係に必要なコミュニケーション能力のことをいいます。

いくらコミュニケーション能力といっても、ただ口数が多いというだけでは相手に信頼してもらえません。

口数など多くなくてもいいし、口べたでもいいのです。

相手に信頼されるための条件は、雄弁さにあるわけではありません。それよりも大事なのは、揺るがない芯を持っているということです。

こうした人は、一般的に「芯がある」「芯が強い」、つまり「しっかりしている」

というふうにとらえられているでしょう。

余計な力が抜けながら、しっかり芯だけはある。

これが次の目指すべきステップになることを、まず理解してください。

●体の姿勢は、「生き方の姿勢」が反映されている

こうした「芯がある」と呼ばれる意識の状態は、ただ精神的な状態だけを指しているものではありません。

なぜなら、意識の状態は肉体の状態にあらわれるものだからです。

わかりやすく言えば、芯がある人は身体的にも一本の芯が伸びている、つまり、姿勢がとてもいいのです。

言い換えるならば、正しい姿勢をつくることで、この、芯ができてきます。しっ

かりと形から入ることで中身が養われていくのです。

では、自分はどの程度、芯が強い、しっかりした生き方ができているでしょう？この点をチェックするには、まずどんな姿勢が理想と言えるのか、この点について知っておく必要があります。

この「理想」を基準にして、いまの自分の姿勢の状態を判断する。

それが見かけの姿勢の良し悪しだけでなく、自分の生き方そのものに芯が通っているかどうかの判断基準にもなるわけです。

●理想の姿勢で呼吸をしっかりコントロール

まず、１３１ページのイラストをご覧になってください。

驚かれるかもしれませんが、最も安定し、体の中心線が定まり、しかも深い呼吸ができる姿勢とは、腰が反った立ち姿となってあらわれます。

読者の皆さんのなかには、ここまで腰が反った状態を「正しい姿勢」ととらえることに違和感を持たれる人もいるかも知れません。

こうした人は、もう少し背筋のピンと伸びた、いわゆる「気をつけ」の姿勢を正しい姿勢としてイメージしていたのではないでしょうか？

ただ、この姿勢では横隔膜を自由に動かすことまではできません。

腰を反った姿勢が「理想の姿勢」

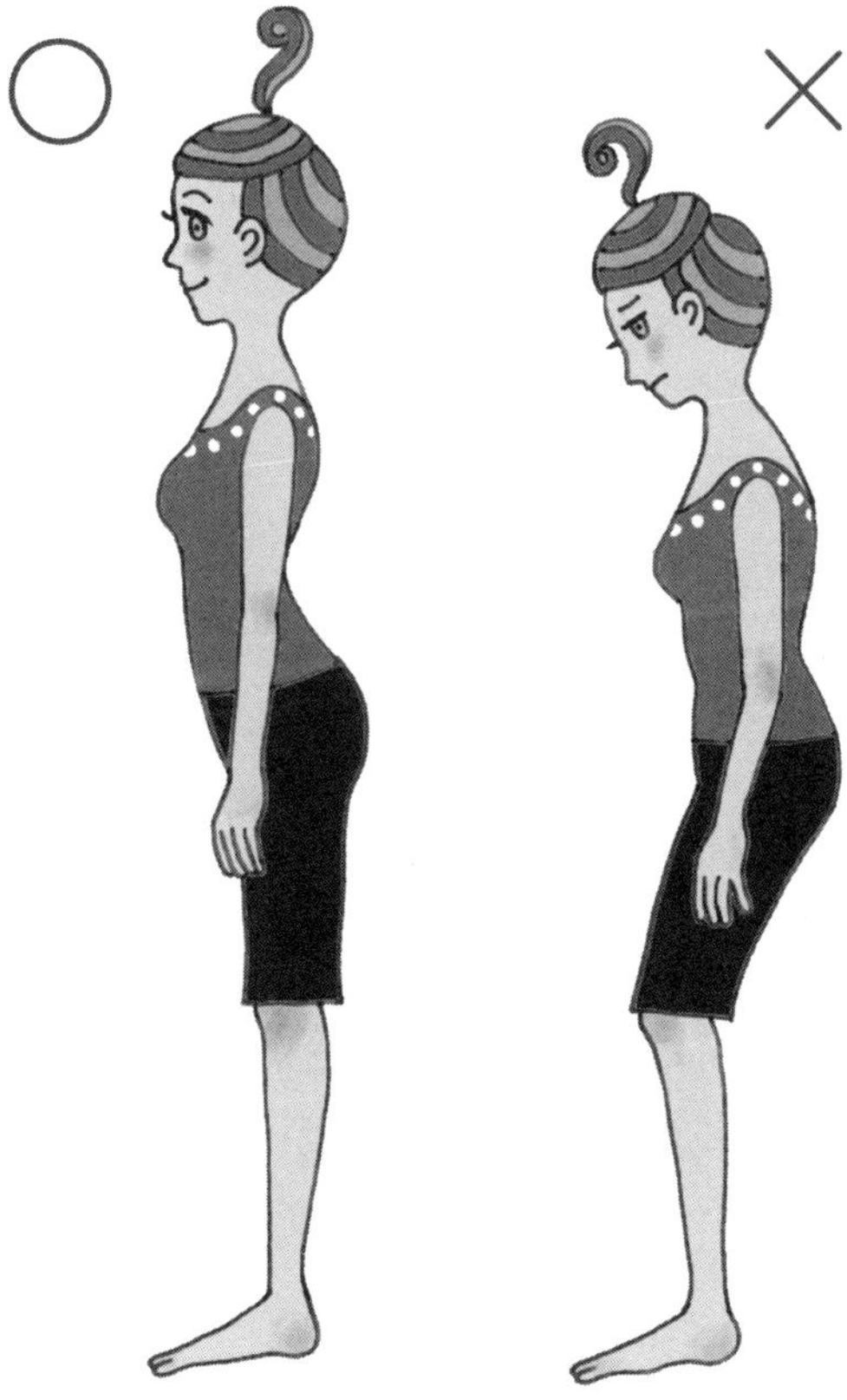

腰がしっかり反り、おなかが前に出た姿勢が「理想の姿勢」。この姿勢が習慣になるとごく自然に深い呼吸ができ、細胞の若返りをうながせます。背中の丸まった「悪い姿勢」と対極にあることがわかるでしょう。

にわかに体調を崩したり、重篤な病気にかかったりすることはないかもしれませんが、全身の約六〇兆もの細胞にしっかりと酸素を供給し、イキイキとした生命力の高い状態を得るところまで導くのは難しいでしょう。

つまり、私たち人間の潜在能力を十分に開花させることができません。その意味では、決してこれが理想の姿勢あるとは言えないのです。

●腰が曲がるのは年のせいではない？

こうした「普通の姿勢」を続けていくと、深い呼吸ができないため、年を重ねるほどに生命力が衰えていってしまいます。

それが老化と呼ばれている状態ですが、多くの高齢者を見ればわかるように、背中が丸まり、猫背の姿勢が当たり前になっています。背中を丸めないと横隔膜が動かず、呼吸が苦しくなるからです。

それが、１３１ページのイラストにあるような「悪い姿勢」です。

いまの世の中を見渡せば、年齢に関わりなく、この姿勢が当たり前になってしまっている人も少なくありませんね？

この「悪い姿勢」と先ほどの「理想の姿勢」を比べてみてください。

まさに、対極にあることがわかるでしょう。

このように背中が丸まった状態では、そもそも呼吸が満足にできず、脳にしっかりと酸素が送り込めません。

前向きなことを考えるのも難しいでしょう。そのため、精神的にも落ち込んだ、うつに近い状態になってしまいます。

正しい姿勢ができなくなってしまったことが、引きこもりやうつ、いじめなど精神面のアンバランスとつながっていくのです。

●うつの治療に欠けている「姿勢を正す」という発想

こうした精神面のアンバランスを改善させようと、いまカウンセリングや抗うつ剤を使った治療などがさかんに行われています。

しかし、こうした現場で姿勢のことが指摘されることはどれだけあるでしょうか？

そもそも、正しい姿勢をつくることが心身の健康状態を高めるという、生理面でのメカニズムが十分に理解されていないのかもしれません。

まずはイスに座った状態で、うつ向いた猫背の状態から、腰を反るようにしてゆっくり起き上がり、前を向くようにしてください。

そうすると自然に胸を張ることができ、下半身がどっしり安定するのを感じるはずです。この状態で、しばらく呼吸を繰り返せば、気持ちも穏やかになっていきます。これが文字通り「前向き」な状態なのです。

頭で一生懸命にポジティブになろうと努力しても、正しい姿勢ができていなければ、その分、ネガティブな要素が入り込んできます。

それを追い払っているうちは、決して心は安定しませんね？

そうではなく、心身が安定できる体勢をつくり、その状態を維持するのです。

そうすればいやでも前向きになれます。

むしろ自然体と言い換えてもいいかもしれませんが、日頃からこの状態を続けていければ、心が乱れず、自信を持って物事に対処できるようになります。

芯の通った、しっかりした生き方が無理なくできるようになるでしょう。

私がいう「正しい姿勢」とは決して観念的なものではなく、もっとずっと理にかなった、実際に役に立つものなのです。

自分の健康を維持し、生命力を高めるために最も効率のよい、合理的な姿勢なのだということを理解してください。

昔の人は、こうした正しい姿勢を日常生活の中で少なからず維持できていましたが、いまは意識して作るようにしないと身につきません。

年齢に関係なく、この重要性に気づいた時からすぐに取り組んでほしいのです。

●正しい姿勢の作り方とは?

では、ここでもう少し詳しく、正しい姿勢の作り方について解説していきましょう。

立った状態、座った状態、寝た状態……「腰を反る」という基本に関しては、どの状態でも変わりありません。

ただ、現代人は背中の丸まった状態でデスクワークをしている人が多いでしょう。その点を考慮し、イスに座った時の「正しい姿勢」についてお伝えしていきます。138ページのイラストを参考にしながら実行してみてください。

【正しい姿勢の作り方（イスに座った場合）】

1・まずイスに浅く腰掛け、上体をリラックスさせる

＊足は肩幅くらいにやや外側に開き、アゴを下げずに足の角度を90度にして、親指に力を入れる。できれば肛門をしっかりと閉める

2・そのまま鼻から息を吐きながら前屈し、おなかを太ももにつける

3・息を吸い込みながらゆっくり起き上がる。その過程で腰を反らすようにする

正しい姿勢の作り方（イスに座った場合）

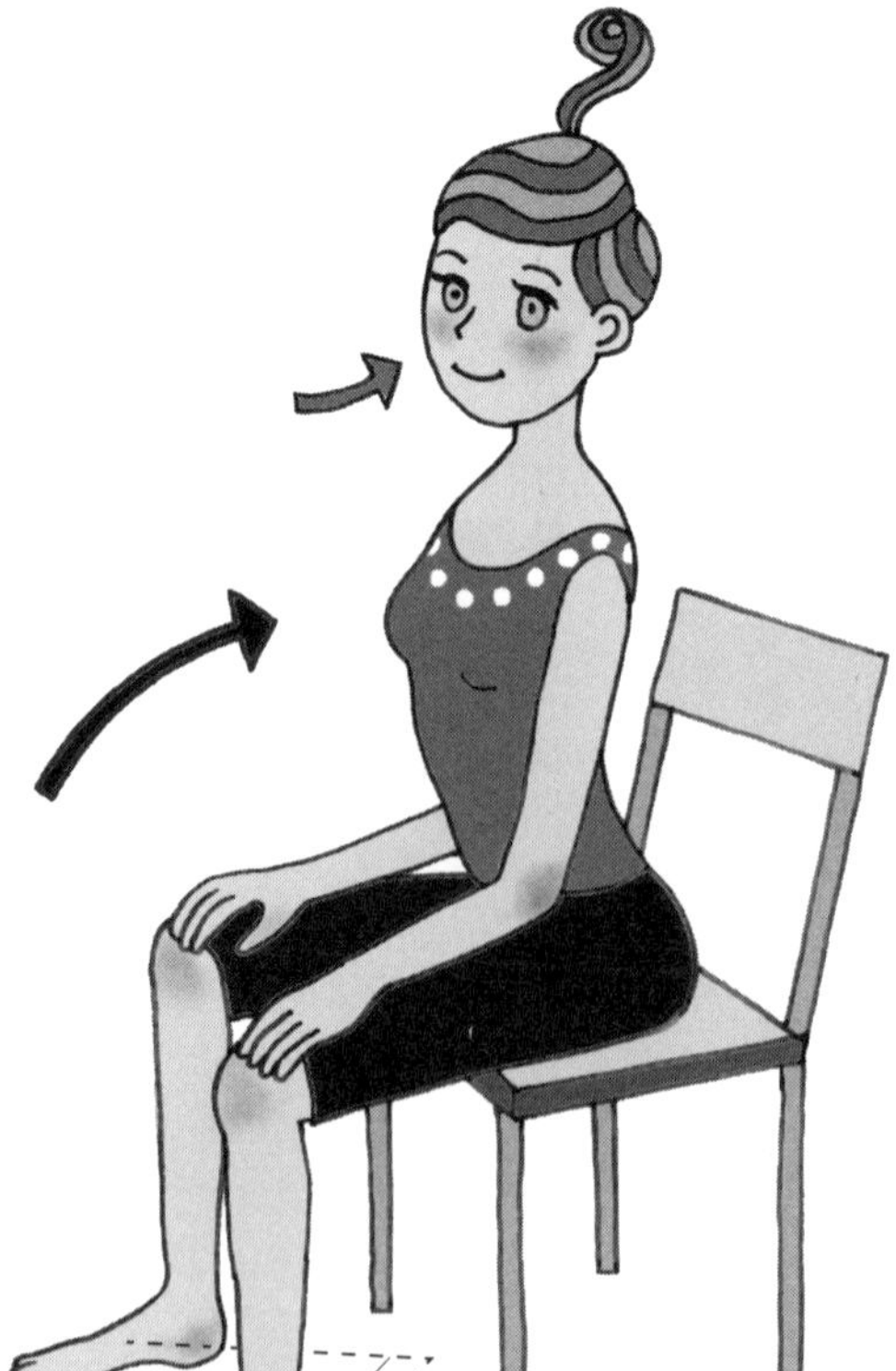

イスに浅く腰かけて、まずは前屈し、おなかを太ももにつけましょう。起き上がる際に腰を反らすと正しい姿勢を作りやすくなります。

起き上がった状態の時、吸い込んだ息でおながかふくれているはずなので、腰腹同量で自然と腰が反った状態になります。

無理やり腰を反らせるのではなく、腰を起点にして上体を起こしていく過程でごく自然に、なめらかに腰が反るようになることがコツです。

この状態を保ち、呼吸法が行えるようになると自然に横隔膜が上下運動し、しっかりとした腹式呼吸ができるようになるでしょう。

●長時間のデスクワークも苦にならない

少々難しく感じたかもしれませんが、日頃からこの姿勢を心がけるようにすると仕事をしていても疲れにくく、肩こりなども軽減していきます。

注意点としては、「アゴを下げずに床と平行にする」ということ。

机やイスの高さにもよりますが、パソコンに向かっている時というのはどうしてもアゴが下がり、背中が丸まってしまいがちです。

この状態が長く続くと頸椎（けいつい）に負担がかかり、猫背の原因になります。

パソコンに長時間向かう場合は、目線と画面が平行になるように高さを調節し、頸椎が曲がらない＝アゴが下がらない状態をキープするようにしてください。

背中が丸まった状態が日常化すると、両足をピッタリと床につけるのがしんどくなり、足を組んで座るのが当たり前になります。

食事中などにも足を組んでイスに座っている人を見かけますが、これでは正しい姿勢からどんどんと遠ざかるばかりです。

肩こりだけでなく、腰痛、偏頭痛、眼精疲労などの原因にもなるので、少しずつ筋肉のサビをとり、自然な腰の反りを身につけていってください。

●腰がピタッと決まると、「不動心」が得られる

腰の反らし方については、我流では難しい面があるので、きちんと会得したいと思っている方は、私の塾で一緒に学ぶとよいでしょう。

腰がぴったり決まった時の安定感を一度でも体感すると、自宅で練習する際にも再現しやすくなり、誤った方向に進みにくくなります。

もちろん、一度では体の感覚も曖昧になってくるので、しばらくして細かい疑問が出てきたら、また塾で確認し、これを繰り返す。そうすることで、腰を反ることの意味も自然と理解できるようになっていきます。

仮に塾に通えない場合でも、日ごろから腰を反らすということを意識し、下半身

の安定を心がけるのはとても大切なことです。

ここまでお話してきた「芯のある、しっかりとした自分自身」を作り出していくうえで、欠かすことのできない要素であることがわかるでしょう。


ピタッと決まる感覚がわかってくると無理に呼吸をしなくても、いわゆる自然呼吸の状態で十分に横隔膜が上下します。

ソファーに座ってくつろいでいるような状態でも自然と腰が反るようになり、酸素の補給がスムーズになるため、文字通りリラックスできるはずです。

●下半身に「正三角形」をつくろう!

筋肉のサビがとれ、体が柔らかくなってきたら、同じ腰の反った姿勢を正座やあぐらでも再現してみましょう。

こうした腰の反った正しい姿勢が会得できると、両膝と丹田（ヘソ下三センチ）の三点を結んだ正三角形が形成されます。

正三角形は、ピラミッドなどを思い起こせばわかるように、最も安定した図形といえます。下半身にこの図形が描かれるということは、少々のことでは揺るがない、文字通りの「不動心」が養われるということです。

この姿勢の状態では、相手が力を入れてひっくり返そうとしても、びくともしません。

私の塾では、参加者の皆さんにこの正しい姿勢を指導していますが、小柄な女性でも一度ピタリと姿勢が決まると絶対にひっくり返りません。

ひっくり返されないように抵抗しなくても、ただ座っているだけでいいのです。

たいていの人は体が硬く、ねじれているため、腰を反ったつもりでも中心線がズレていて、本当に安定した三角形を作ることができません。

私にはそのズレが確認できるので、矯正してあげると、初めて参加した人でも「不動の姿勢」を体感できるようになるのです。

●本当はラクな姿勢のはずなのに……？

こうした腰を反った姿勢は、前章でもお伝えしたように「肥田式強健術」の基本中の基本にあたるものです。

創始者の肥田春充師は、戦前にこの心身活性法を考案し、一大ブームを巻き起こすことで、「鉄人」「超人」の名をほしいままにしました。

この肥田式強健術の奥義を極めることはなかなか容易ではありませんが、ここでお伝えしたエッセンスをよく理解し、自分なりに活用してみてください。

筋肉のサビとりと平行して、無理のない範囲で行っていくと、少しずつですが腰を反った姿勢のほうがラクであると感じられるようになります。

私はここで、何かつらいことを皆さんに課しているわけではないのです。

人間の体は、体型などに個人差はあっても、しくみそのものは同じです。その体の仕組みに照らし合わせ、合理的に「ラクな姿勢」をお伝えしているのです。

本来ラクであるはずの状態をラクとは感じられない。……これは体がサビてしまっているからですが、その状態でラクかと言えばそうではないでしょう。

体のあちこちが痛く、つねにつらさを抱えている状態を仕方ないと思うのか？

変えていきたいと思うのか？

後者の気持ちが湧いてきた時、きっとこの本のメッセージが心の奥に届くはずです。

●姿勢が正しい人は、絶対にブレない

ここで、姿勢とメンタルの関係についてもお話しましょう。

「姿勢が悪い」ということは、体に芯がないということだとお話しましたが、こうした状態の人は、生き方の面でもすぐにブレてしまい、一貫した行動がとれず、周囲の状況によって右往左往してしまいます。

これでは人に信頼されるのは難しいでしょう。

「信念のある人」というのは、姿勢がスッとしていて、重心がしっかりと安定している「一本筋の通った」人なのです。

仮に信念のある行動ができていたとしても、筋肉がサビていたり、体に痛みがあ

ったりすると、その分、体には知らないうちにダメージが蓄積されていきます。そのため、やがては体調をくずしてしまい、病気になります。

若い頃に一時代を築く活躍ができたとしても、年老いてから体を壊し、苦しみの多い晩年を送ることは決して本意ではないでしょう。

老いても若々しく元気で活躍するためにも、体に無用な負荷をかけない、正しい姿勢に裏打ちされた生き方が大事なのです。

●どこにも痛みのない「ラクな体」を目指そう

できることならば、体のどこにも痛みがなく、ムリなく、まっすぐ立っていられる。そして、とても安定している。

読者の皆さんには、たえずこうした状態を目指してほしいのです。

そのためには心がけや意識の持ち方ばかりでなく、ここまで再三お話してきたように、体のサビをとり、しっかり柔らかい状態にし、可動域を広げ、常にリラックスした状態にしておくことが必要になります。

この状態が身についてきた感覚が得られたら、それを維持することも大事です。姿勢と呼吸を安定させることの意味は、ここにあります。

体じゅうに酸素が循環し、エネルギーに満ちた状態というのは、気が充実し、心身がともに元気である状態と重なるものです。

不安や心配、怒り、恨み、悲しみなど、頭の中の凝り固まった想い（邪気）が取り去られ、下半身によい気が充満していきます。

生命にとっては、本来、これが当たり前の状態なのです。正しい姿勢と呼吸を身につけていくことで、それが実感できるのです。

●肩こりに効果的な「中心ストレッチ」

最後に、体に芯を作り、正しい姿勢を身につけるうえで役に立つエクササイズを、二つほど紹介しましょう。

一つは、デスクワークなどでゆがんでしまった姿勢をただし、なおかつ体の中心に意識を向ける感覚が養えるエクササイズです。

これも肥田式強健術の運動法を応用したものですが、ここでは「中心ストレッチ」という呼び方でお伝えしていきます。

【中心ストレッチ】

1・イスに座った状態で両ヒジを下に引き、鼻から息を吸いながら、体を後方に反れるだけ反るようにする

※両腕をバンザイにしてからヒジを引くようにするとなおよい。

※胸を広げ、肩甲骨を引くようにして全身を緊張させる。

2・体が後方に引っ張られ、最大限に緊張したところで、フッと鼻から息を吐き、みぞおちの緊張をゆるめる

3・その瞬間、状態が前方に傾くので、そのまま息を吐きながらカクンと上体を前に倒す

※このストレッチを一回につき三～五回繰り返す。

中心ストレッチ

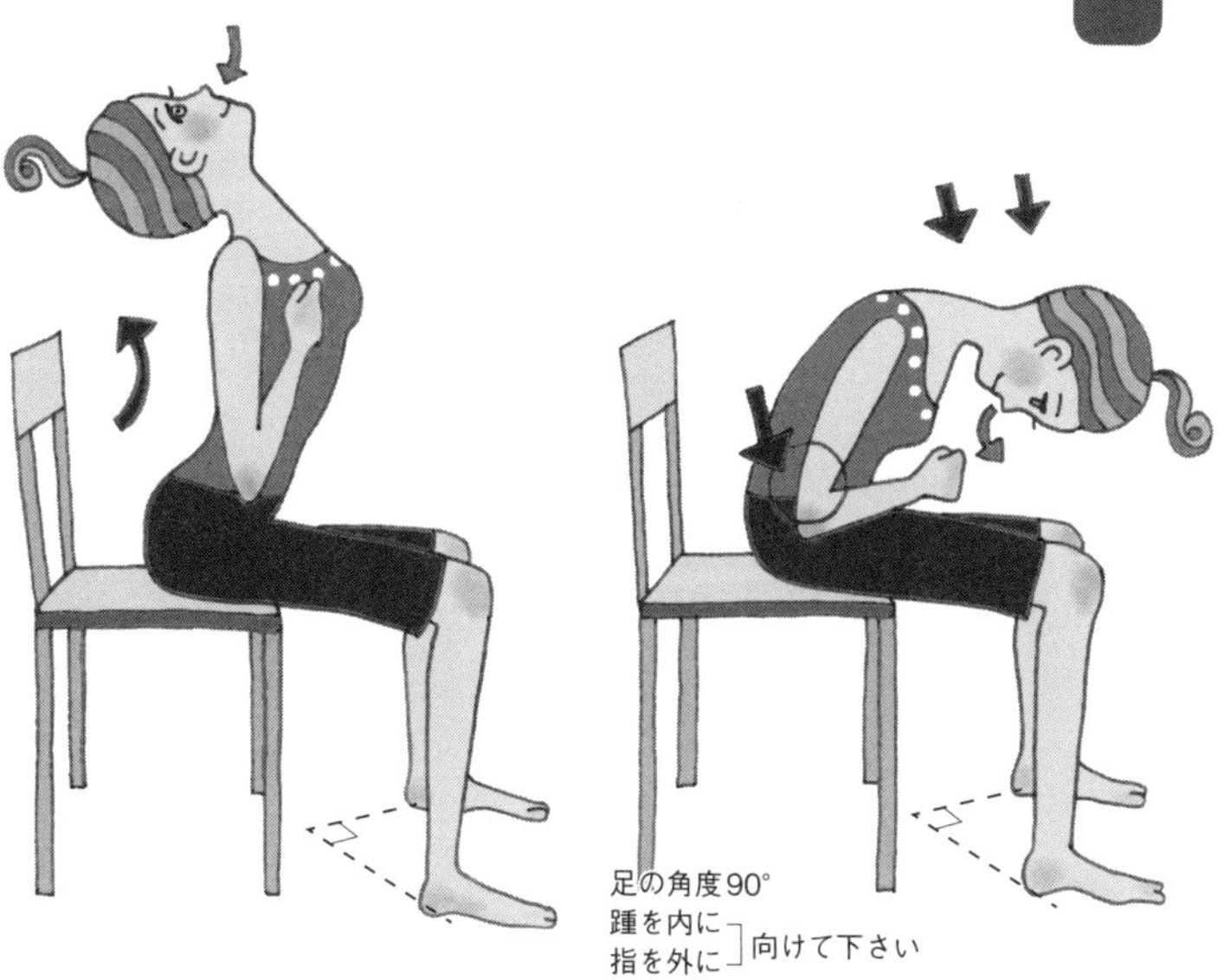
足の角度90°
踵を内に
指を外に
向けて下さい

鼻から息を吸いながら、体を後方に反らせるだけ反らし、緊張状態を作る。そのあと息を吐き、みぞおちの緊張をゆるめたあと、カクンと上体を前に倒してください。

この中心ストレッチをこまめに行っていくと、ストレスで凝り固まった上体がほぐれ、特に肩の緊張がとれやすくなります。

また、カクンと体を倒す際に、体の中心（丹田＝腹と腰を結ぶ腹部の一点）に向かって、重力が落ちていくのを意識してください。

この、カクンと倒した時の感覚が自覚できるようになると、ただ上体の緊張がほぐれるだけでなく、体の中心に意識が向かいやすくなります。

上半身がリラックスし、なおかつ下半身がどっしり安定している。これが前にお話した「上虚下実」の状態です。

正しい姿勢を身につけるうえで、下半身の安定は欠かせません。

気分転換の一つとして、繰り返し実行してください。

●集中力が身につく「肛門ひきしめ体操」

次に実行してほしい体操も、体の中心に意識を向けるのに役立つものです。

目的は肛門をしっかり引き締め、意志力を養うということ。

わかりやすく「肛門ひきしめ体操」と名づけましたが、こちらもイスに座った状態で手軽に行うことができます。

155ページのイラストを参照しながら、仕事などの合間にこまめに行うようにするといいでしょう。


【肛門ひきしめ体操】

1・イスに座った状態で両手を膝の上に乗せ、肩の力を抜いてリラックスする

※両手は手の甲を下にして膝に乗せるようにする

※この際、腰を反るように心がけ、下半身を安定させるようにする。

2・それぞれの手を親指から折りたたむように握っていきながら、肛門をギュッと締める

3・慣れてきたら、指折りたたむ時に鼻から息を吸い込み、肛門を締めるようにする。吐くときに指を広げ、肛門もいっしょに緩める

※しばらくこの呼吸を繰り返し、さらに慣れてきたら、肛門をずっと閉じた状態で指の動きと呼吸を連動させていく。

こうした方法で肛門をしっかり締める習慣をつけると、体の中心にある丹田に自然と力が入り、集中力や胆力が身につきやすくなります。

現代人は筋肉があまりに固くこわばり、サビてしまっているため、この本ではゆ

肛門ひきしめ体操

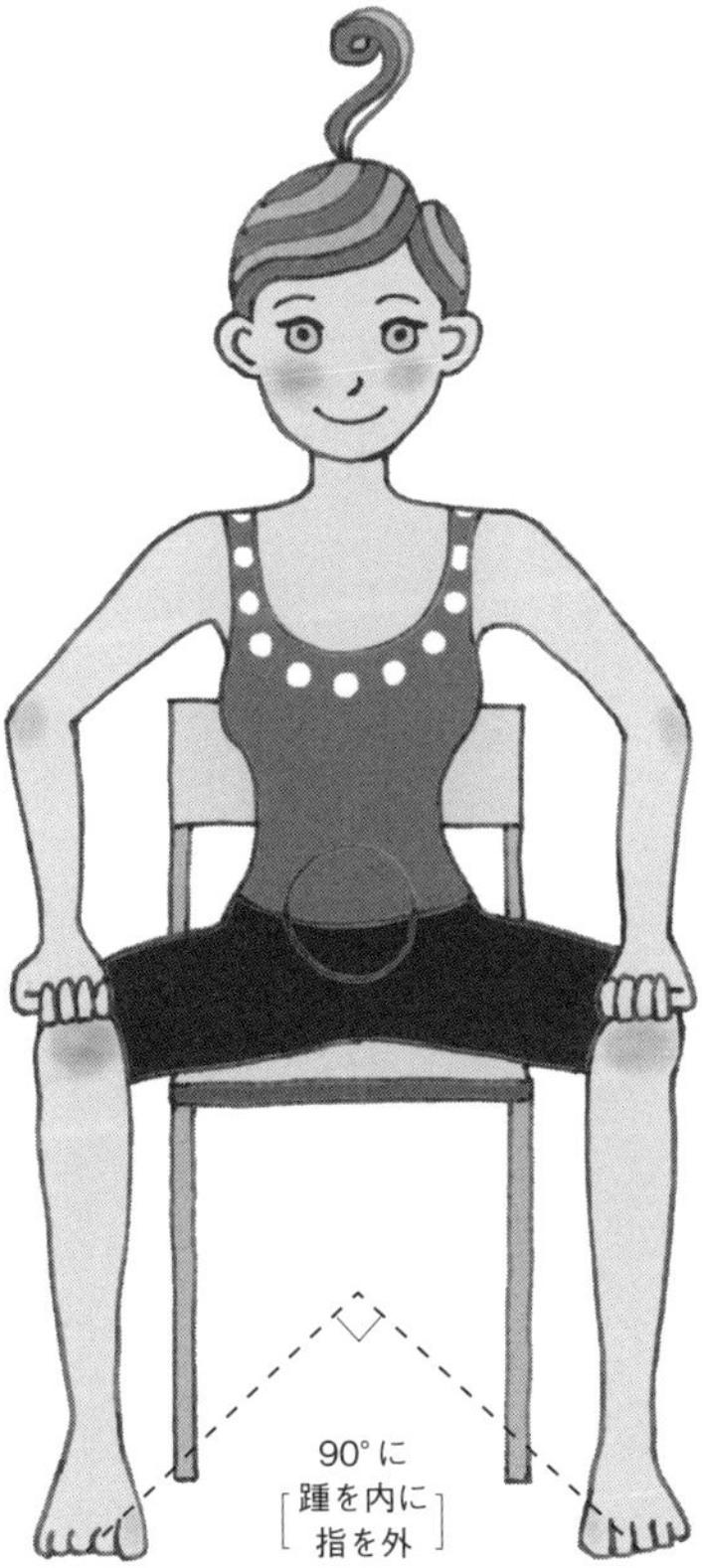

イスに座った状態で指を折りたたみながら、肛門をギュッと締めるようにします。大事な会議の前などに三〜五回行うと集中力が高まり、度胸がすわります。

るめることをお伝えしてきましたが、完全にゆるみきってしまった状態というのは、生命活動が終焉し、死んだ状態を意味します。

肛門のようにしっかり締めなければならない場所もあるのです。

肛門をしっかり引き締めると、それだけで姿勢がよくなり、顔の表情までもがキッと引き締まってきます。

ハラ（丹田）に意識が集まることで、頭にたまっていた不安や悩みが気にならなくなり、あまりクヨクヨと悩まなくなります。

また、健康面に関しても、肛門のゆるみによって引き起こされる痔や脱肛、さらには臓器の下垂などのトラブルも改善されやすくなります。

慣れてきたら、肛門だけでなく、尿道を締めることも意識するようにしてください。

少々コツをつかむのが難しいですが、ここ一番の集中力がさらに高まり、尿漏れや尿失禁、前立腺肥大など泌尿器系の疾患も改善されていきます。

男性の場合、精力も高まり、精神的なたくましさが手に入れられるはずです。

●「芯」ができると気が通り始める

こうした下半身の引き締めを、大事な会議の前や、頭に血が上ってカッカした状態の時に行うように心がけてください。

ほんの一分程度（三〜五回）実行するだけでも気持ちが平静になり、自分を見失うことなく、落ち着いた状態で力が発揮できるようになります。

これがいわゆる「腹がすわった」状態です。

会社などでも目立たずに実行できるので、さきほどの中心ストレッチとともに、日頃から繰り返し行うといいでしょう。

ここで紹介したような「体に芯を作るエクササイズ」を取り入れ、姿勢が整ってくると、体中に気が通りやすくなっていきます。

次の章でお話しする、背骨に沿って点在するエネルギースポット「チャクラ」が活性化し、体全体の振動数が高まっていくでしょう。

要するに、そうした気を通しやすい体を作るために、ここまでコツコツと準備をしてきたと言うこともできます。

時間が少々かかってもかまいません。手軽な健康法として毎日行い、心と体の感受性を高める練習を続けていってください。

●「知・情・意」のバランスが大事

昔の人たちは、こうした体づくりを伝統的知恵として、目上の人や芸事の師匠などから教わることで、ごく自然に身につけてきました。

それをわかりやすく表しているのが、「知・情・意」という言葉です。

知（思考）を司るのは頭脳です。そして、情（感情）を司るのが胸部であり、意（意欲）を司るのが、丹田の位置にあたる腹と腰です。

現代人は頭脳労働ばかりを重視して、相手のことを思いやったり、どっしりと腰を落ち着け、信念を持って事に当たったりする精神を見失ってきました。

これが身体的にもとてもアンバランスであることは、言うまでもありません。

こうした頭でっかちの状態を改善するには、ここまでお話してきたたように、下半身を安定させ、深い呼吸を実現させる必要があります。

自らの生命力を高め、イキイキと生きていくための原動力を養うようにしてください。下半身が安定してくれれば、頭部に凝り固まっていた無用な思考エネルギーも取り払われ、この三つの感覚がバランスよく作動するようになるでしょう。

これが芯のある、自分らしさを発揮できる生き方の土台になるのです。

〈この章のまとめ〉

●筋肉のサビとりだけでは自分の意志が通せない

●体に芯を通すと、一本筋の通った「しっかりした人」になれる

●正しい姿勢は健康のみならず、生き方にも影響する

●気を感じるには、「体の中心」を意識することが大事

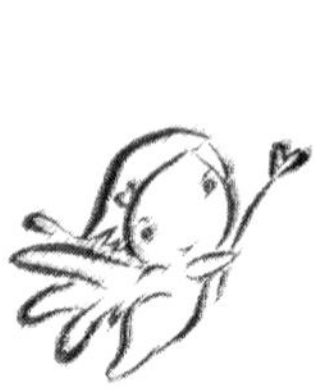

＊第五章＊

「光」を入れる気の達人のテクニック

●自分が生きていることの意味を知るには

筋肉のサビを取り、体に芯を作る。これだけでも健康で充実した人生を歩めるようになります。しかし、ここまでお話してきたように、これは気の世界で言えば、ほんの入り口にしか過ぎません。

ここで、第一章でお話した次の問いかけを思い出してください。

この世界に、気と呼ばれるものがあるとして、それを知ったり感じたりすることに、いったいどんな意味があるのか？　いったい何の得があるのか？

気がわからない人にとっては、なかなかピンと来ないことなのかもしれません。

ただ、人は元気に生きるということだけでなく、自分自身が生きていることの意味を知りたいと感じる生き物でもあります。

自分の使命や天命、つまり、「いったい何のために生きているのか？」ということに対して納得できる回答が得られない限り、どこかで満たされない思いを引きずってしまう面があるのではないでしょうか？

こうした、生き方を問い、見つけ出すためには、自分自身の内面にアプローチしていく必要があります。気の感覚はここに大きく関わってくるのです。

●本当に安定した状態とはどんなもの？

では、生き方を問うのに、なぜ気を理解する必要があるのか？

これまでお話してきたように、私たちの体は誤った姿勢や呼吸によってサビつき、硬くこわばってしまっています。

それでは、気持ちもネガティブになってしまい、サビてしまった体の一部である脳には様々な雑念や不安や恐れなどが生じるでしょう。

体（脳）のサビが取り除けない限り、自分自身の内面に深く入っていくことは容易なことではありません。

そもそも、そうした意識が湧いてこないかもしれず、どうしても目先の欲得、損得勘定だけで生きてしまうことになります。

体に一本芯の入った生き方ができなくなってしまうのです。

つまり、気が感じとれない状態というのは、自分自身の生き方が感じとれない状態なのです。

いや、自分はしっかりと生活ができている、社会的にも認められている。……そう思われるかもしれませんが、それは本当に安定したものでしょうか？

いまの現実を否定しているわけでは、もちろんありません。

ただ、社会的な地位や人間関係、収入などは、状況によっていくらでも変わってしまうものです。また、いまが元気だからといっていつ病気になるかわかりません。生きるということは、じつは不安定な要素がとても多いのが現実でしょう。


自分の内面が少々のことでは揺るがず、どっしりと安定していないと、こうしたこの世界の不安定さに振り回されてしまいます。

この内面の安定感は、ただ単に心身が健康であるというだけでなく、生き方の確たる土台があってこそ成立するものです。

気の感覚は、この生き方の土台作りにこそ不可欠なものなのです。

●「自分探し」の答えが見つからないのはなぜ？

気の感覚が磨かれていくと、感受性が高まり、これまで心の奥に押し込んでいた「こう生きたい」という欲求が顕在化してきます。

この欲求をしっかり自覚することが悟りにつながってくると言えますが、現実にはそう簡単に見いだせるものでもないでしょう。

なぜなら、肝心の感受性そのものがサビついてしまっているからです。

この点を無視し、体がサビついた状態のままで生き方を学んでも、その生き方が本当に身につくかはわかりません。

そもそも、それが理にかなった正しいものかどうかの判断ができないでしょう。

すでにお気づきかもしれませんが、本当に自分を探したいと思うのなら、体のサビをしっかりとり、芯を作る毎日の積み重ねが大切です。

私がこうしたことをあえてお話するのは、現代人の多くは、「体」を置き去りにして自分の夢や希望を手に入れようとする傾向が強いように思われるからです。

自分の体を置き去りにするということは、自分自身を置き去りにすることと変わりありません。まず、自分の体をメンテナンスして、心身の健康状態を整えるという当たり前の作業をしっかりと身につけるようにしてください。

それが自愛するということの意味ではないでしょうか？

第二章で「サビた筋肉と対話をする」ということをお話しました。こうした体と向き合う時間をどれくらいとれていますか？

忙しさにかまけて体の声を聞きそびれてしまっていませんか？

これでは気の感覚は、いつまで経っても磨かれていきません。

自分の体と向き合うことの大切さに気づくことで、「こう生きたい」という本心がキャッチできるようになるのです。

●目をつむっただけで様々な光や色が見えるように

気のエネルギーの本質について理解を深めるため、まずは私自身が実際に体験してきたことをありのままにお話していきましょう。

私は薬剤師として仕事に従事するかたわら、五〇歳を過ぎたころから気功や肥田式強健術の鍛錬を続けてきました。

これらに共通した体づくりのエッセンスが「正しい姿勢と呼吸」にあったわけですが、初めからそれに気づいていたわけではありません。

その重要性がハッキリと理解できたのは、今から約二〇年ほど前のこと。

当時私は、肥田式強健術から習得した姿勢や呼吸法を、毎日三時間ほど実践していました。それは、これまでお話したような腰を反って、体の中心（丹田）を安定させるための様々な動きが基本になっていますが、これを続けるうちにただ目をつむっただけで様々な光や色などが見えるようになってきたのです。

当時の私からすれば、なぜこのような映像が見えるのかまったく見当がつきません。

その後も鍛錬を続けていくと、ある夏の晩、瞑想をしている最中に尾てい骨のあたりがムズムズし、何か熱い塊が背骨を上がっていく感覚があったのです。

この熱い塊が背骨を伝って脳にまで達すると、突然、目の前で光が回転し、それが頭上に突き抜けていきました。

同時に、電気に打たれたような衝撃があり、それとともに体が何倍にも拡大して、大気と一体となるような感覚が起こりました。

まったく私の意志ではどうにもならず、いったい何が起こっているのかもわかりません。

ただ、なすがままに事態を見守っていると、今度は後頭部や眉間のあたりを拳骨(げんこつ)でこじ開けられるような強い痛みが走り、気がつくと目を閉じた暗闇の先に、太陽よりも明るいまばゆい光が現れだしたのです。

その後も稲妻のような光や、龍のように動くゴールドの光、クルクルと回転する星、卍型の記号……といった様々なビジョンが現れました。

驚いたことに、こうした不思議なビジョンが夜中の一時過ぎから明け方まで、しかも五日間にわたって繰り返し続いたのです。

●衝撃的だった夏の夜の「クンダリーニ体験」

その時は驚きと戸惑いの気持ちが強かったのですが、のちに様々な書物で調べてみると、これがヨーガの世界でいう「クンダリーニの上昇体験」と呼ばれるものであるということがわかってきました。

このクンダリーニ体験は、ヨーガや瞑想をしている人たちが目標にしている一つの意識状態であるとされますが、尾てい骨一帯に眠っているエネルギーは、あまりに強烈であるため、人によってはひどい錯乱状態を起こすこともあるようです。

確かにそれくらい強烈な体験ではありましたが、私の場合、気功と肥田式強健術で鍛錬し、体のサビを取り除いてきたことが幸いしたのか、そのように心身の健康を損ねることはありませんでした。

ただ、この体験以降、私の体にある変化が起こりました。目を閉じただけで、同じような映像が自然と見えるようになってきたのです。

驚かれるかもしれませんが、これは夜中ばかりでなく、日中のごく普通の覚醒状態の時、たとえば人と雑談をしていたり、仕事をしたりしている状態でも、目を閉じて意識を向けさえすれば再現できます。

読者の皆さんには、こうした体験にいったいどんな意味があるのか？　不可解に感じた人もいることでしょう。

確かに光や模様が見えること自体、摩訶不思議なことです。

大事なのは、私自身がここにお話した体験を通じて、「生命の本質が光である」と体感としてハッキリわかるようになったことです。

この光は、気のエネルギーと本質的には同じものととらえていいかもしれません。

気のエネルギーは、より振動数が高くなるほどきわめて精妙な、より粒子の細やかな状態としてとらえられますが、そうした微細な振動の気を視覚的にとらえた時、それが光として認識できると感じられるからです。

つまり、気という微細な粒子によって構成されている私たちという存在、私たちの意識そのものが、本質的には光なのだということ。

少なくとも私はそう感じ、理解することで、深い諒解を得ることができ、その後の生き方が根本から変化していったのです。

●相手の健康状態、精神状態が瞬時にわかるように

私が目にしたビジョンはあくまでも私の個人的な体験ですから、それが科学的にどのように解釈され、分析されるかはわかりません。

のちに様々なご縁があって、ＤＶＤとして映像化されることになりましたが（『宇宙の光』）、おそらくご覧になった方の感想も様々でしょう。

しかし、自分も含め、この世界がすべて光で成り立っているという体感的な事実

は、自分と他人の隔てをなくし、私自身に大いなる安心感をもたらしてくれました。

この安心感は、ただ心身の健康レベルが高まったというだけで得られるものではありません。やはり、意識が覚醒し、この世界の本質をキャッチできたからこそ、そうした絶対的といっていい感覚が生じたのだと思います。

以来私は、相手に意識を向けたり軽く手を触れたりするだけで、その人の健康状態や精神状態、体の痛みやこわばり、病巣、その人が背負ってきた過去の様々な思い（カルマ）などについて瞬時にわかるようになりました。


また、これも不思議に思われるかも知れませんが、その人の筆跡を見ただけで、やはり健康状態などが一瞬にしてわかってしまいます。

お会いした方は一様に驚かれるのですが、私は何のカウンセリングもせずに、その場で立ち話しただけでも、その人の体の痛みを探し出し、その粗い振動数を細やかな振動数に変換することができます。

また、マーキングといって、その人の心身の状態を私の弟子たちに転写させることもできます。この世界はすべて気で構成されていますから、対象となる人の気を移し替えるだけで、その人に「なる」ことができるのです。

たとえば、ある人がひどい肩こりに悩んでいたとしましょう。はた目にはそれがまったくわからず、本人も口外していなかったとします。

通常ならば、その人の体に触れるか、しっかりと問診しなければ、こうした症状は確認できないでしょう。しかし、その人の気を私の弟子にマーキングすると、突然「イタタタタ……」と肩を押さえはじめるのです。

もちろん、その痛みを治癒させることもできます。遠隔気功といって、本人がその場にいなくても、同じようなことができます。

●すべての人に備わっている「本質を知る力」

こうした話をしていくと不思議に感じられると思われますが、これは決して私だけに備わった特別な能力なのではありません。

人間という存在がもともと持っている潜在能力の一つなのだと　強く感じます。

この感覚がわかるようになることで、自分がこうして生きていて、多くの人たちと交わり、様々な仕事をしたり、学んだりすることの意味というものが、何の疑問もなく受け止められるようになりました。

心身の健康の先には、こうした本当の意味での自己実現と呼ばれる状態があるのです。

それを仏教などの世界では「悟り」などと呼び（チベット仏教では「スーカ」と

いう）、世俗の成功や心身の健康以上に得なければならない価値として求めてきたのではないでしょうか？

ですから、気の世界について学ぶということは、目先の問題としては自分の体の不調や悩みを取り除いて、充実した毎日を送るために必要なことですが、決してそれがすべてではないのです。

皆さんが心の奥底で求めている本質の世界、欲得を離れていちばん自分自身が望んでいること、本当に欲しいと思っているものと出会うために必要な方法なのです。

いきなりここまでたどり着くことは難しいでしょうが、きちんと道筋を理解し、同じ道の先を進んでいる人たちからエッセンスを吸収し学んでいくことで、少しずつ頭で学んできたことが、体感としてわかるようになっていきます。

この本では、かけ足でその大きな道筋についてお話してきましたが、おそらく、この道筋がわかっただけでも、一つの安心感が得られるのではないでしょうか。

特に、実際に気について学び、日々鍛錬している人にとっては、気の世界はあまりにも曖昧模糊とした世界であるため、「いったい自分が何のためにこうした修行をしているのか?」と思えるときもあるかもしれません。

そうしたときは、大まかでもかまわないのでこの本を読み返し、自分が今どのあたりの位置を歩んでいるのかをとらえるようにしてださい。

個人の体験は様々な要素が複合しているため、一概に図式化するようなことはできませんが、それでも大まかなエッセンスはつかみ取れるはずです。

●「第三の目」を開く瞑想法・グラウンディングとは?

最後にこの「気＝光」の世界を感じとる方法の一つである、「グラウンディング」という瞑想法についても簡単にお話していきましょう。

これまでお話したように、まず、腰をしっかり反り、下半身を安定させた「正しい姿勢」を作ることで横隔膜の上下運動が活性化します。

この時、腸のある腹部の一帯（腹腔）には内圧が生じ、この内圧の中心点から強力な生命エネルギーが発生します。このエネルギーは、先ほどのクンダリーニ体験のように背骨を伝って脳内へと達します。

脳内で刺激を受けるのは、視床下部の一部である松果体と呼ばれる器官です。

この松果体は、ヨーガで言うところの「第六チャクラ」に該当し、俗に「第三の目」とも呼ばれています。ヨーガの世界では、この「第三の目」を開くことが「悟り」のサインであると考えられているのです。

この「第三の目」を開くのに必要な瞑想法が、「グラウンディング」です。以下にやり方を解説していきましょう。

【グラウンディング瞑想】

1・正座をした状態でリラックスし、鼻から息を吸い、鼻から息を吐く「深い呼吸」（腹式呼吸）をしばらく繰り返す。

※正座が苦手な場合はイスに座った状態でもよい。

2・心身が充実してきたら、眉間にある「第三の目」に意識を向ける。

※大地からのエネルギーを体の中心で感じ、このエネルギーが「第三の目」に向かって上昇していくさまをイメージする

※慣れてきたら一日に一〇～三〇分程度を目安に行うこと。

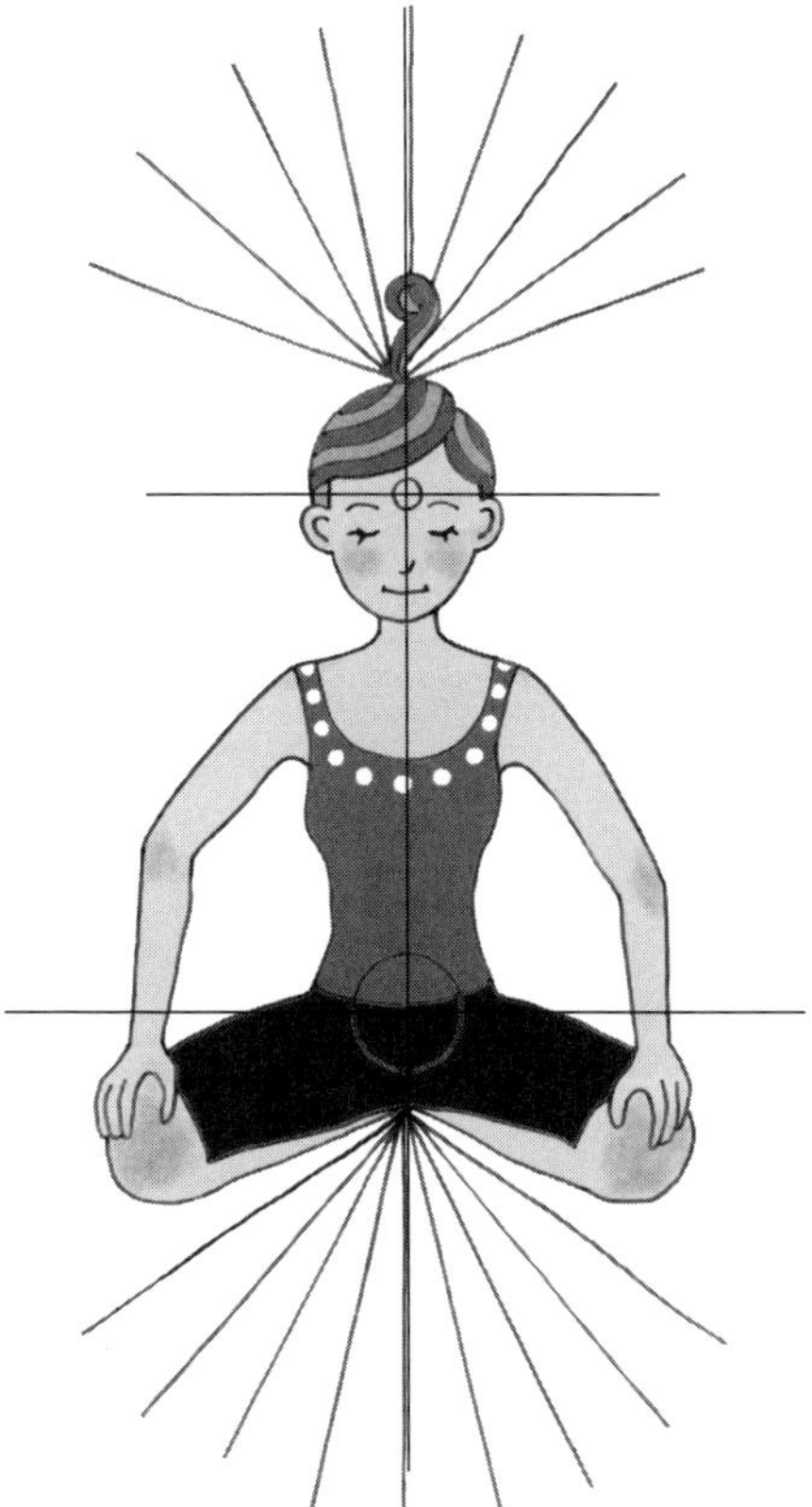

大地のエネルギーを体の中心に吸収し、それが背骨を伝って脳内の松果体へ達する。そして、最後は頭頂から宇宙に向かって拡散していく。……これが「グラウンディング瞑想」の基本的なイメージです。

「第三の目」の正確な位置については、両耳の三センチ上をつなぐラインと、額から後頭部をつなぐ交点を意識してください。

体の中心（尾てい骨）から湧き上がってきたエネルギーが脳内に上昇すると、おでこ一帯がムズムズし始め、私が体験したような画像が現れたりするようになります。

これは、「第六チャクラ」が開く一つの予兆のようなものです。

それまで眠っていた潜在意識が活性化し、前章でお話した「知・情・意」の知のエネルギーが猛烈に活性化し始めます。

私の経験から言えば、この第六チャクラの開いた状態というのは、神経伝達物質であるセロトニンが多量に分泌された状態であり、その影響もあって意識が急速に拡大し、この世界との一体感が得られるのだと思われます。

●天と地が一つにつながった感覚を得る！

このグラウンディングの特長は、その名称にあるように、大地からの猛烈なエネルギーを受け止め、下半身に吸収する瞑想法であるという点です。

下半身に取り込まれた大地のエネルギーは、体の中心であるハラの一帯で強固なエネルギーに凝縮され、それが尾てい骨→背骨→脳内の第六チャクラへと達します。そして、最後は頭上を突き抜け、宇宙に向かって放散していく。

初めて瞑想に取り組む人は、そうした感覚をイメージするといいでしょう。

瞑想中はゆっくり呼吸を繰り返しながら、ひたすら「第三の目」に意識を集中させていきますが、姿勢がピタッと決まり、体の中心線にズレがなければ、やがては自然とこのイメージに近い体験が得られることになります。

また、こうした体験が得られなかったとしても、長く続けていけば深いリラックス状態へと誘われていきます。

イメージにとらわれてしまうと頭に雑念が湧きやすくなるため、あまりあれこれ考えずとにかくリラックスすることを心がけてください。

この深いリラックスの延長上に、181ページのイラストにあるような、天と地が一つにつながったグラウンディングの感覚があるのです。

この一体感は、体幹を突き抜ける一本の中心線として自覚されます。

この中心線が生じることで、文字通り、体に「芯」ができるのです。このようにして形成された芯＝中心線は、そう簡単に崩れることがありません。

それが内的な自信や安心感の源になります。文字どおり、悠々自適、融通無碍な生き方ができるようになるのです。

生きていくうえで様々な障害があったとしても不安に感じることなく、むしろ一つの物語を楽しむような、余裕のある気持ちで受け止められるようになります。

体のサビをとり、硬さをほぐしていく日々の努力の先には、このような意識の変革があることをつねに念頭に入れてください。

気を学び、振動数を高めていくことの意味は、まさにここにあるのです。

●どの人の心にも地獄があり、悟りの世界がある

また、気の感覚をつかみとることで「人の心がわかるようになる」とお話してきましたが、これは相手の気の振動数がキャッチできるからです。

第一章でお話したように、人は誰もがこの振動数をキャッチし、その人に対してどのようにふるまうべきかを判断しています。

それが「気配りする」ということですが、生命エネルギーが高まり、この気配りの感覚がさらに精妙に、細やかになっていくと、相手の心の内面や、その時の健康状態までもがキャッチできるようになるわけです。

とはいえ、人の心は非常に繊細で、複雑なものです。

こうした説明だけではその複雑さがつかみきれない感があるので、参考までに仏教の世界で用いられている「十界（じっかい）」という概念で解説しておきます。

伝統的な仏教の世界では、人の心を、地獄界・飢餓界・畜生界・修羅界・人界・天界、声聞（しょうもん）界・縁覚（えんかく）界・菩薩（ぼさつ）界・仏界という一〇の状態に分けてとらえています。

たとえば「地獄界」という意識の状態は、悩み苦しんでいる状態であり、「飢餓界」は物欲に支配され、つねに何かをむさぼり求めている状態。

「畜生界」は弱肉強食の弱いものいじめをよしとする意識状態であり、「修羅界」

は人と絶えず怒り争っている状態。

そして「人界」に至って初めて平静な心理状態が得られることになり、さらに喜びや自由度が高い意識状態として「天界」や「声聞界」「縁覚界」などのより精妙な振動数の状態があるとされています。

いわゆる「悟り」というのは、これらの先にある絶対的安定の状態であり、ここでは「仏界」と呼ばれている状態を指しています。

私が言いたいのは、こうした多くの精神状態が、皆さん一人ひとりの心の中で日々目まぐるしく現れては消えているということです。

生きている以上、ある意識状態だけが固定していることはまれで、どんな人の心の中にも、振動数が最も粗い「地獄」のような状態もあれば、悟りと呼んでもいい「仏界」のような高次の意識状態もあると言えるわけです。

どの意識状態も特別なものではなく、物理学的に言うのならば、すべてはこの世界を構成している素粒子の振動数の表れに他なりません。

ですから、この振動数を調整してあげることで、人は一瞬にして「地獄」の状態から「悟り」の状態へ向かうこともできます。「煩悩即菩提（ぼんのうそくぼだい）」という言葉があるように、一瞬にして変わることも決して不可能ではないのです。

すべては気の振動数によって成り立っているという理解に立てば、こうした宗教などで語られている世界観も、ごく身近であることがわかってくるでしょう。

そして、どんな人の心のなかにも仏（神）が住んでいるという教えの意味も、感覚としてわかるようになります。

これは誰もが無意識のうちに、少なからず感じていることだと思いますが、気の実態を理解し、扱えるようになることで、よりハッキリと感知できます。そして、素粒子の世界に直接力を及ぼすこともできるようになるのです。

なぜなら、私やあなたもすべて素粒子＝気で成り立っている存在だからです。

●生命を最大限に輝かせる方法を共有しよう！

この本で私がお話したことをしっかり意識の中に刻みこんで、自分自身の現実と向き合うようにしてください。

体が硬く、サビていて、柔軟体操すら満足にできない状態でも、あなたの意識次第で、そうした現実は必ず変わっていきます。

病気の場合も同様です。「病は気から」という言葉がありますね。本人が治らない、ダメだと思っていたら、治るものも治りにくくなります。

名医と呼ばれる存在は、こうした患者さんの凝り固まった意識のサビを取り除き、「大丈夫」という想いを植え付けてあげられる人のことをいいます。気功による治療もそれと同じような意味合いがあるのかもしれません。

この世界は、究極的にはすべて意識によって成り立っていますが、その意識を自由自在に羽ばたかせるためには、体のサビをとることが重要になってきます。

呼吸と正しい姿勢、つまりは体にしっかりとした「芯」を作ることも心がけなければならないポイントの一つでしょう。

こうした心と体の関わりを理解することで、気の達人への道が開けてきます。

それと同時に、自分自身がこの世界に生まれてきたことの意味と出会うことができ、生命を最大限に輝かせる術を得ることができるはずです。

よろしければ一緒に、生命を磨き、輝かせていきましょう。

前章でもお話ししたように、教える側である私自身には、タブーというものは存在しません。一つひとつ段階をたどりながら、私がわかっていることのすべてを公開していくつもりです。

私とすぐに出会うことができない人も、ここでお話してきたエッセンスを自分の人生に役立て、気を感じ取れる体質へとチェンジしていってください。この本の気を共有するだけでも、きっとそれは一つの出会いとなるでしょう。

（この章のまとめ）

●気を学ぶことで「生きていることの意味」がわかるようになる
●相手の健康状態、意識状態が瞬時に読み取れるように
●「グラウンディング瞑想」の目的は、天と地を一本の中心線で結ぶこと
●心の「地獄」を一瞬にして「悟り」に変えることもできる

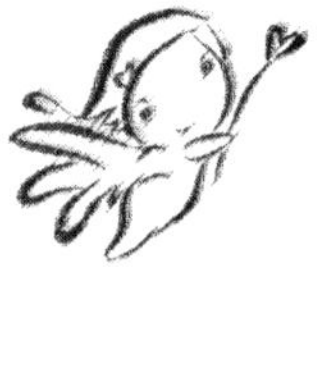

八〇歳を前にした人生の大転換

ここまでお読みになって、「気」と呼ばれる世界の不思議さや面白さが、少しでもおわかりいただけたでしょうか？

「不思議」という言い方をしましたが、本当は不思議でも何でもない、私たち人間に備わった当たり前の能力であることもわかっていただけたかもしれません。

まずは筋肉のサビをとり、体に芯を作る。

そのために深い呼吸と正しい姿勢とは何かを理解し、これを毎日実践する。大事なことは、おおよそこのあたりに集約されていきます。

私の話してきたことを、頭であれこれ解釈せず、「そういうものなのか」と受け止め、まずできることから実践してみてください。

「我欲を捨てて、素直になる」。

まえがきでもお話ししましたが、これがあらゆる習い事を身につけていくうえでの基本中の基本です。仮にあなたが私のもとで学んでいるのであれば、まずは私のようになることを目指してください。

これは決して傲慢な言い方をしているわけではありません。なぜなら、それが「学ぶ」ということの本質であると考えているからです。

私は教室に参加している皆さんに、つねづね「荒井と同等になる。荒井を超える」という言い方をしてきたのも、それゆえのことです。

そのような意識で学び続けていくことで、やがて私の動きや感じ方、この世界のとらえ方が共有できるようになっていきます。

あなた自身の個性が現われ、輝きはじめるのは、その先のことです。

そこまでの道のりは長いと感じられるものかも知れませんが、その過程でたくさんの発見があり、楽しみもあります。その時その瞬間を味わう気持ちがあれば、決してつらい、苦しいものにはならないでしょう。

最後に、このように私の本を世に送り出すにあたって、ここまでの不思議なご縁についても簡単にお話したいと思います。

私は今年で七八歳になりますが、ほんの数年前までは薬剤師で、健康法として漢方と気功法を教える、世間からみるとまったく無名の存在に過ぎませんでした。

こうした人生が、まさに一八〇度激変し、多くの人とご縁ができるようになったのは、一昨年の9月、工学博士で電磁波を研究されている増川いづみ先生のご紹介で、経営コンサルタントの第一人者であり、人間研究家でもある船井幸雄会長と出会ったことがきっかけです。

当時、船井会長は体調を崩されていたこともあり、私が会長の健康状態を筆跡などから言い当て、助言をしたことで急速に親交が深まり、今ではファックスや電話などで、日に何度もやりとりをするような仲になりました。

そして、その船井会長のご紹介で、東京を中心に「荒井塾」と呼ばれる、気を学ぶための塾を開いたところ、私自身が驚くほどの反響があり、多くの人と出会い、刺激を受ける毎日が始まったのです。

その過程で、私のクンダリーニ体験をＤＶＤで映像化する企画が持ちあがり、ナレーションをお願いしたことがきっかけで、俳優の榎木孝明さんと新たにご縁ができました。榎木さんはご自身が武道・武術の達人であり、スピリチュアルの世界にもたいへん造詣が深い方であることをご存知の方も多いでしょう。

最近では、その榎木さんのご紹介で、女優の安田成美さんの体調を改善させる機会も得ました。彼女は、舞台の本番の最中に突然声が出なくなったのを、私が遠隔治療で簡単に治してしまったことで非常にびっくりされておられました。

哲学博士の吉川宗男先生（ハワイ大学名誉教授）や医師の龍見昇先生（兵庫・NOVO CLINIC院長）のように、専門家と呼べる先生方の中にも、私の気功法に興味を持たれ、意見交換させていただくケースも増えてきました。

まさに「気と気」で通じあい、共感することで、八〇歳を前にして、私の人生はさらなる広がりをみせています。


今回は、私の感知した気の一端を伝えることができましたが、もとより言葉で十分に伝えきれるものでないということは、私自身が熟知していることです。

読者の皆さんが気の感覚を高め、自らの振動数をより細やかな状態にすることの意味を体で感じていくようにしてください。

そして、こうした気の世界のことをもっと深く学びたいと思われた方は、ぜひ私の塾に足を運んでください。

私の塾にタブーというものは存在しません。私にわかっていることはすべて公開し、皆さんと共有することにしています。

頭にこびりついた既成概念も、筋肉のサビの現れにすぎません。体のあちこちのサビと一緒にほぐして、しっかりと芯を入れていくこと。

体がどんどんと自由になっていくことで、心ものびやかに解放されていきます。

こうした心地よさの先に、悟りの世界も待っているはずです。

二〇〇九年九月

荒井義雄

荒井塾では、まず荒井塾長が会得して来たこれらの一連の気功法を学ぶことによって、全身の400にもおよぶ筋肉をゆるめ、気のエネルギーが充実した、しなやかな身体を作り出すことを目指しています。

●中心感覚を獲得し、「思考制止」を目指す!

荒井塾では、こうした気のエネルギーを精通させるための正しい姿勢と呼吸法を、荒井塾塾長が会得した能力開発法である「肥田式・強健術」、を通じて身についていきます。

腰が十分に反り、姿勢が定まるようになると、肉体的な重心が安定するだけでなく、意識の中心がぴたっと定まった不動の感覚（中心感覚）が体感できるようになります。自己の意識と宇宙の意識の一体化がはかられ、「思考制止」が自然とうながされるようになるのです。

私たちの悩み、不安、怒り、苦しみなどのもとになっている思考の束縛から解放され、物事を自由自在な感覚でとらえられるようになる……「悟り」とも呼んでいい癒しの境地ですが、荒井塾長いわく、それは誰もが身につけられる一つの方程式のようなもの。

一つ一つのメソッドは、そうした意識世界の扉を開いていくためにすべて必要なプロセスです。同じ目的を共有する仲間とともに学んでいくことで、上達のスピードも加速されていくことでしょう。

●正しい「呼吸」と「姿勢」の極意が学べる

筋肉をゆるませ、気のエネルギーが通りやすい状態になったところで、次に取り組むテーマとなるのが正しい「呼吸」と「姿勢」の獲得です。

その基本となるのは、「腰をそらす」ということ。正しく腰をそらせるようになると、身体の中心部にある仙骨神経叢から脳内の視床下部、そして頭頂部に至る体のライン（体軸）に気のエネルギーが貫通し、のちに学ぶこととなるチャクラを開くための素地ができます。

また、腰を反らした「腰腹同量」の状態で腹式呼吸（丹田呼吸）を行うと、横隔膜が下がり、呼吸はさらに深く、筋肉はさらにゆるんでいき、これまでにないリラックス状態が体感できるようになります。この深いリラックス状態の中で私たちの潜在意識は開花し、自分らしさが発揮できるようになるのです。

●最終目標は、「光」を感じ、
自分の「ボディ」「マインド」「スピリット」を統合し、「本来の自分」を知る

また、これらのメソッドを学び、「中心感覚」を身につけていくことで、体の中心に沿って存在している7つのチャクラも徐々に開花していきます。

「気」のエネルギーは、意識のエネルギーであると同時に、この世界を構成している根源の波動そのものであり、それは様々な色をした「光」のエネルギー（オーラ）として認識できるものです。チャクラを開き、「気」のエネルギーを充実させることで、私たちの意識は、より高次の「光」のエネルギーを体感できるようになるのです。

荒井塾での最終目的は、私たちの本質が「光」そのものであることを自覚するということ。生命の本質を知ること、自分という生命の存在をみつめ、その大切な価値を知り、社会で、その生命を役立たせる力を養います。

●荒井塾●

「荒井塾」とは?

「荒井塾」は、筆跡鑑定によって人のエネルギー状態（健康状態）を測定し、的確なアドバイスをすることで、一躍注目を集めた荒井義雄塾長が㈱船井ビジョンクリエイツと共同で発足させた、「気の達人」養成塾です。

東洋の伝統的な「気」の鍛錬法をベースに、丈夫な体を養い、安定したおだやかな心を磨くことはもちろん、自己の能力を最大限に発揮させるチャクラの開発など、「気」の本質である意識の振動エネルギーの世界への理解を深めていくための実践的・総合的なカリキュラムを用意しています。陰陽五行理論をベースにした食養生法も学べます。

「荒井塾」のポイント!!

「荒井塾」では、人の無限の可能性を引き出すためのポイントを正しい「呼吸」と「姿勢」にあると考えています。

① 正しく呼吸ができ、② 正しい姿勢で立ち居振る舞いができるようになり、③ 体の余分な力みが抜け、④ ボディ、マインド、スピリットが中心になったとき、私たちは目に見えない気のエネルギーを最大限に生かせます。これを実技・実践で体得していきます。

★特典★　筆跡鑑定によって人のエネルギー状態（健康状態）を測定。
荒井義雄塾長の直接アドバイスがあります♪

「荒井塾」の魅力

①「気とはなにか?」を知り、体感できます。
②「気」を使いこなすベースとなる正しい「姿勢」「呼吸法」を身につけられます。
③ 潜在的に、誰もがもっている「気」のエネルギーを自由に使いこなせることを目指します。
④ さらに、「集中」と「リラックス」の使いわけが自然とできる「中心感覚」が身につき、「思考制止」がわかるようになります。
⑤ 最終的には、目をつぶったときの闇のなかにも、光を感じることができて、「本来の自分」のはじまりと終わり、その流れがわかり、ボディとマインドとスピリットの統合ができます。そして、深い気づきと癒し、心からの安らぎを得ることができます。
⑥ 同じ目的を共有する仲間とともに学んでいくことで、上達のスピードも加速されていきます。

●全身の筋肉をゆるめ、気のエネルギーを高める

私たちが生きているこの世界は、目には見えない意識のエネルギーによって形作られ、日々刻々と姿を変えています。この意識のエネルギーを自由にコントロールし、自らの生きるパワーに変えることができたらどんなにすばらしい人生が送れることでしょう!

荒井塾では、漢方・東洋医学に精通した“気の達人”として知られる荒井義雄塾長の懇切丁寧な指導のもと、この意識のエネルギーを体感し、さらに高めていくための様々なメソッドを学ぶことができます。

まず学んでいただくことになるのが、陰陽五行論をベースにした東洋医学の身体理論です。そこでは意識のエネルギーのことは「気」と呼ばれています。この気を高めるための修行法として編み出されたのが、太極拳や、八段錦などに代表される気功法です。

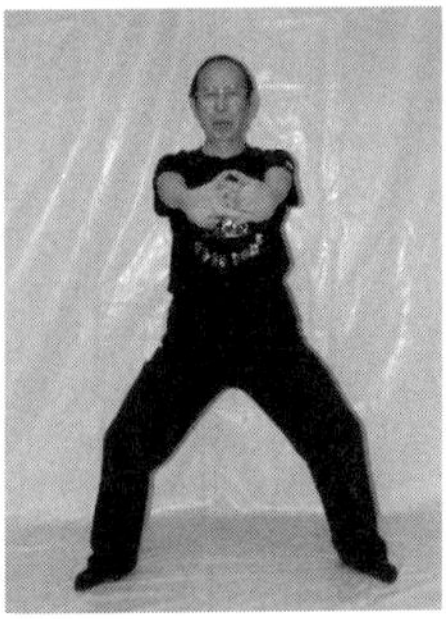

●著者プロフィール

荒井義雄（あらい・よしお）

一九三〇年生まれ。名古屋市立大学薬学部卒業。薬剤師、日本東洋医学会会員、漢方歴四〇年。「波動サイコメトリー学会」主宰。「聖中心道肥田式強健術」を修得する過程で、クンダリーニ現象から意識の根本変容を体験。気功、太極拳、透視術（米国認定）などを修得する。二〇〇七年、経営コンサルタント・人間研究家の船井幸雄氏との出会いをきっかけに、「船井幸雄オープンワールド2008年」に講師として出演して人気を博す。現在は（株）船井ビジョンクリエイツ主催「荒井塾」塾長としても活躍中。DVD『宇宙の光』（監修）「荒井塾初級編」「荒井塾中級編」などを発表している。

ミラクルを呼ぶ荒井式・中心気功法

2009年 9月10日　初版第1刷発行
2012年11月22日　　第3刷発行

著　者　荒井義雄
発行人　安田喜根
発行所　株式会社　評言社
〒101-0052 東京都千代田区神田小川町2-3-13　M&Cビル3F
TEL：03-5280-2550㈹　FAX：03-5280-2560
http://www.hyogensha.co.jp

編集協力　株式会社船井ビジョンクリエイツ／林 彩子・清本恵理・中村美映子
サンダー・アール・ラボ／長沼敬憲
クリプロ／栗原潤子
荒井塾師範／菱沼英子・大森明美・荒井秀幸・橋本ゆり子・
大森百合子・篠江正夫・武田道子・堀 晋史

カバーデザイン・AD　赤井晴美
DTP　TENPLAN ／小倉祐介・松田智仁
カバー・本文イラスト　後藤 薫
印　刷　モリモト印刷株式会社

ISBN978-4-8282-0540-3 C2077